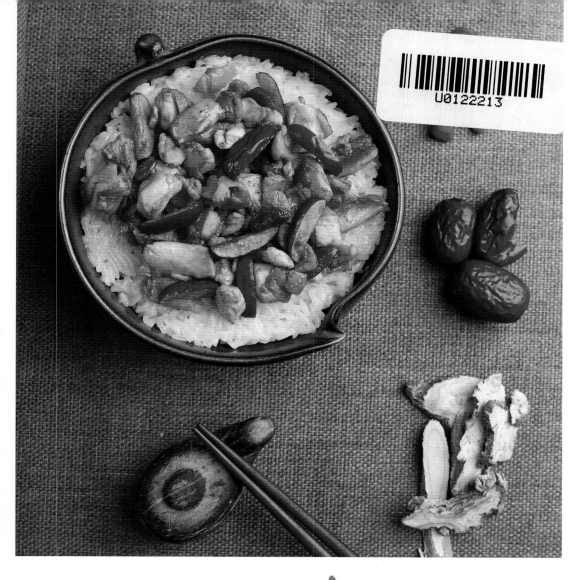

U0122213

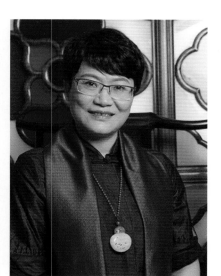

每 日 一 膳

百岁邓铁涛

春生夏长，秋收冬藏

顺应二十四节气饮食养生　吃出健康

国医大师百岁邓铁涛教授题写书名

国医大师禤国维教授作序推荐

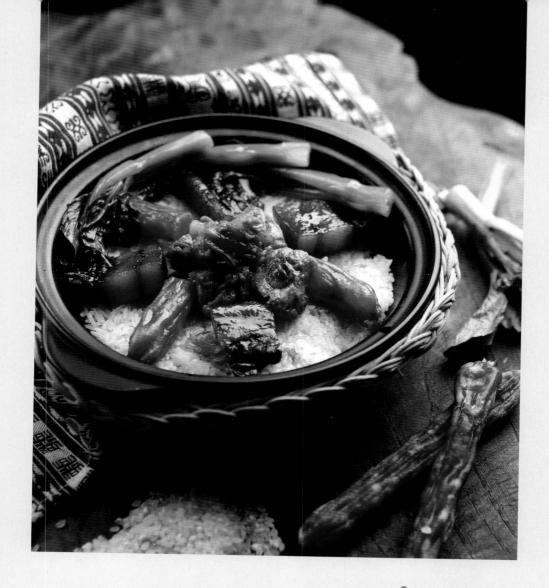

中医食养智慧系列

主编 ◎ 杨志敏

每日一膳

冬令节气养生篇

SPM

南方出版传媒

广东科技出版社

·广州·

图书在版编目（CIP）数据

每日一膳：冬令节气养生篇 / 杨志敏主编. — 广州：
广东科技出版社，2017.7（2023.8重印）
（中医食养智慧系列）
ISBN 978-7-5359-6767-1

Ⅰ.①每… Ⅱ.①杨… Ⅲ.①二十四节气—关系—
养生（中医）②食物养生—食谱 Ⅳ.①R212②R247.1 ③
TS972.161

中国版本图书馆CIP数据核字（2017）第144528号

每日一膳——冬令节气养生篇
Meiri yishan——Dongling Jieqi Yangshengpian

责任编辑：曾永琳
装帧设计：友间文化　谭结莹
责任校对：谭　曦
设计顾问：容与设计
责任印制：彭海波
出版发行：广东科技出版社
　　　　　（广州市环市东路水荫路11号　邮政编码：510075）

销售热线：020-37607413
https://www.gdstp.com.cn
E-mail：gdkjbw@nfcb.com.cn
设计排版：广州市友间文化传播有限公司
经　　销：广东新华发行集团股份有限公司
印　　刷：广州市彩源印刷有限公司
　　　　　（广州市黄埔区百合三路8号　邮政编码：510700）
规　　格：787mm×1092mm　1/16　印张8　　　字数250千
版　　次：2017年7月第1版
　　　　　2023年8月第11次印刷
定　　价：49.80元

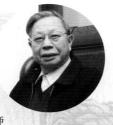

禤国维

国医大师

《汉书·郦食其传》云："王者以民人为天，而民人以食为天。"兴国安邦，以民为本，民之根基，则为食。古往今来，"民食"为治国之要事。古时百姓食之，多为饥饱，今国家昌盛，其果腹之余，更为安康。

《金匮要略》中所言："所食之味，有与病相宜，有与身为害，若得宜则益体，害则成疾。""人""良"二字合而为"食"，"良"吾以为"对"之义也。如《金匮要略》所意，人食之以良，则滋养脏腑，御邪防病，延年益寿；食之非良，则损脏破腑，百病丛生。"食"乃大事也，每日之膳食又岂容忽视？

中医所谓"三因制宜"，便指诊治因时间、地域、体质之别而有所差异。药食同源，膳食之理亦是如此。时有春夏秋冬、昼夜晨昏、阴晴圆缺之分，地有山河湖泊、雨雪雾霜、寒热温凉之别，人有男女长幼、壮弱病孕、高矮胖瘦之异。运药或求膳者，必顺天地之大道，合时、地、人三者也。若本末倒置，恐南辕北辙而生之为害。清代名医叶天士曰："药不在贵，对症则灵；食不在补，适口为珍。"此乃为运药、求膳之三因制宜所述也。

古之膳食珍籍，多为帝王之家所用。今百姓以健康为重，食养之书，可谓多如牛毛，多则易惑，择良书而非易事也。杨志敏教授与我有缘，吾二人既为同仁，亦为师生。时过数十载，志敏之成长，对病患之赤诚，为中医药健康事业之发展而废寝忘食之状，吾仍历历在目。其悬壶近三十载，感羸弱百姓心之所往，察松柏之人食之所向，蕴以中医养生之道，终成此丛书。此丛书字字珠玑，生动美妙，点评之通俗易懂，图片之精美如画，可谓煞费苦心。

今欣闻志敏之作即将出版，实属民之幸事。鄙人愿尽绵薄之力，乐之为序，助其传道授业，教百姓趋利避害，食之有道，以保安康，亦为吾辈医者之所冀也。

禤国维

丁酉年夏

推荐序

贰

关伟强

著名美食家

　　中华饮食文化源远流长，博大精深。我们欣喜看到，杨志敏教授长年专注于中医养生饮食的研究，并为我们推出了此丛书。该丛书为中华饮食文化、中医养生文化增添了一道亮丽的风景线，可赏、可食、可养，色香味效俱全，令人惊叹。

　　岭南是中医的风水宝地，以广东作为代表地域。都说食在广东，广东的饮食文化，是中医养生文化的一个重要组成部分。健康和快乐源于生活，广东人追求饮食，更多是为了享受这种健康和快乐的生活状态。只有懂得岭南饮食文化的特点，了解岭南人的生活方式，才能够煮出岭南美食。

　　岭南饮食文化中，讲究"不时不食"，强调的就是食材的季节性。食材有春生、夏长、秋收、冬成，选择应季、地道的食材来烹调美食，能够使食材的色、香、味发挥得淋漓尽致。

　　岭南的美食，精致而典雅。制作一道美食，不是单纯的堆砌，需要了解食材的品性和文化，用心去烹调。比如茶，是端庄儒雅的，需要心平气和，气定神怡，才能沏出一壶好茶。除开食材的选择和搭配外，也要用心去感受饮食人心情的变化，才能煮出一道好膳食。

　　随着现代人亚健康问题的增多，以及人类对回归大自然的追求，"绿色"的生活风靡世界。杨志敏教授认为大自然每一种食材都有其特性，根据自身情况去选择合适的食材来制作膳食，顺应自然之道，是能够保健养生的。"人体自有大药"，通过药膳可调节人的生理机能，恢复健康，从而达到养生的目的。

　　本丛书介绍了365种药膳，茶、酒、汤、饭、粥、菜等，形式丰富。每种药膳都有食材、做法和功效等介绍，为众多食客提供了一套应时节的"养生药膳"工具书。本丛书图片精美，质朴自然，菜品与器具、静与动、色与型的和谐统一，与中医养生之"和"道同气相求，既实用又极具观赏价值，相信一定会受到广大读者的欢迎。

　　杨志敏教授编创此丛书就是要告诉大家，养生不仅是治病，更能通过饮食和调整生活方式去达到。该丛书的成功出版，实现了杨志敏教授多年来致力于发展中医食养文化的愿望，丰富了中华文化的宝库，又是社会对她长年为追求中医养生文化，不断开拓创新精神的一个奖赏。

关伟强

2017年5月

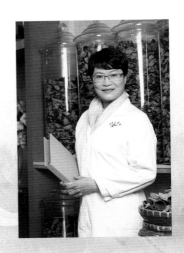

自序

书将付印，落笔为序，不免想起做《每日一膳》的初衷。

最初起源于南方报业传媒集团新闻客户端『南方+』要推出健康专栏，希望能通过互联网渠道传播中医健康知识。什么是大众最关心、最容易接受的？经过激烈讨论，最后将主题定为膳食。在此背后，颇有渊源。

我出生于广东南海的一个中医世家，家父是"保愈堂"的第八代传人。虽然父亲诊务繁忙且时常外出应诊，但对于自幼体弱的我，他总想尽各种办法，在物质资源有限的年代，根据季节的转换为我制作各种五味调和、粗细相配的膳食。其既有疗效又能免去吃药之苦，让我收获了健康。

在我看来，膳食是富含情感与力量的。这种力量，源于万物在春夏秋冬、四时更迭的过程中所获得的偏性。同样，人体的生命活动离不开春生、夏长、秋收、冬藏的自然规律，而疾病的发生也受四时变化的影响。如肝病好发于春天，脾胃病好发于长夏，心脑血管疾病好发于秋冬季节。通过膳食的偏性纠正人体疾病状态下的偏性，使人体恢复和态，正是中医食养智慧的体现。

世界卫生组织提出，慢性疾病形成的因素，60%来自于不良的生活方式，因此健康需要在日常起居饮食中进行维护。如唐代孙思邈指出："夫为医者，当须先洞晓病源，知其所犯，以食治之，食疗不愈，然后命药。"追溯到西周朝代，宫廷设有食医、疾医、疡医、兽医四科，而食医正是掌管帝王的饮食健康，以膳食调养防病治病。

"民以食为天"，不管是宫廷还是民间流传着大量的药膳食谱。春回南时夏暑湿，秋风干燥冬不适。人们总能根据四时气候的特点，挑选不同的食材，娴熟运用各种烹饪技巧，烹调出汤、菜、粥、饭、茶或酒等各式膳食，守护一家老幼的健康。特别在岭南地区，药材和食材相结合，形成了独特的药膳文化。

药膳的配搭讲究因地、因时、因人，讲究食材寒热温凉，讲究体质的寒热虚实。通过"以偏救偏，虚则补之，实则泻之，热者寒之，寒者温之"的法则，以四气五味调和人与自然，使人体脏腑功能保持协调，维持和谐的健康状态。我们从"药食同源"的思想出发，运用各种烹饪技法，让药物的功效与食物的美味结为一体。保证药膳在具有美食的色、香、味、形的同时，还能发挥养生保健的作用，从而形成一种食养的生活方式。

《每日一膳》专栏推出一年多的时间，从未中断。很多读者依单采购而从中获益，这不啻为对我们团队莫大的鼓励，也是我们一直坚持下来的动力。在编写的过程中，各种时令食材常常让我想起儿时家乡的味道。为了能使菜式丰富多样，每到一个地方，我都留意当地的饮食特点；有机会尝到新菜，就研究大厨们的配搭；每到季节转换，则到市场转转，看看有什么当令的食材，寻找新灵感；在研读中医方书或古代养生饮食专著时，也试着结合现代人生活特点，把其转变成可烹调成膳的配方。

本套丛书最大的特点，是针对不同的季节、不同的人群、不同的体质与身体状态，推荐不同的膳食。除开注重膳食的营养均衡和健康外，在烹调上，注重方法简单易做；在食材选择上，注重时令性，突出岭南人所追求的保持食材鲜、香、淡、软的特点；在药材与食材配搭上，注重功效与口感相兼，避免将"煲汤"变成"煲药"，让一家老少均可接受。

健康与养生，源于膳食，却又不止于膳食。膳食的"太过"和"不及"都有害于身体与自然。恩师、国医大师颜公德馨强调"衡"，得以享寿九十有八。国医大师邓铁涛教授年逾百岁，行动自如、思维敏捷、皮肤光洁，其养生的秘诀乃是"养生先养心，养心必养德"。

膳者，善也，正所谓仁者寿。是为序，谨以此套丛书感恩为我们提供食材的大自然母亲。

本套丛书的出版，感谢团队的合作，也离不开设计师于进江先生、美食家关伟强先生、简丽全厨师和广东懿德集团有限公司的鼎力相助，在此一并感谢！

杨志敏

2017年5月14日 母亲节

目录

立冬

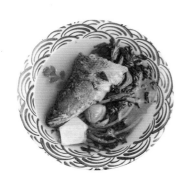

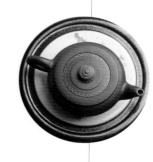

小雪

大雪

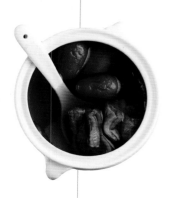

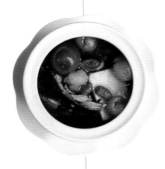

小寒

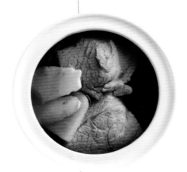

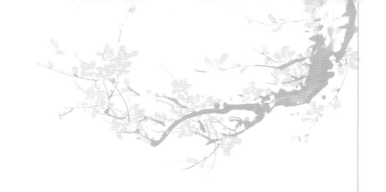

大寒

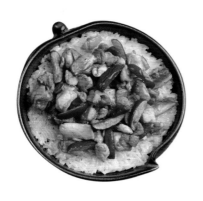

冬季
食养

冬季

食养智慧

冬季，有立冬、小雪、大雪、冬至、小寒、大寒六大节气，是阳气封藏休养的季节。人当顺自然之道，敛藏阳气。此时宜静不宜动，宜补不宜清，以藏阳气，则可顺度寒冬，以求来年安康。

立冬，代表冬季的来临。饮食上，多吃温热补益的食物，如羊肉、乌鸡、北芪等。因秋季刚过，冬季初来，仍有燥意，饮食上可搭配滋阴润燥之物，如苹果、雪梨等。

小雪，气寒而将雪矣，地寒未甚而雪未大。此时北方降雪，南方天气阴冷晦暗。可多吃补益之品，增大进补的力度。

大雪，阴冷难耐，气温大降而易血流不畅，温阳补益之余，可搭配活血通络之品如田七、川芎等。

冬至，"冬至一阳生，气始于冬至"。阳气初生于冬至，素有"三九天灸"以养阳，就来源于此。膳食补益之余，谷果素荤搭配得当，摄取助脾胃运化之品，则可舒畅气机，孕养阳气。

小寒，气温极低，阴邪鼎盛。补益之余，配以辛热之品如白胡椒、川芎等以驱寒逐邪。

大寒，为冬末，寓冬天即逝，春天将临。不易过饱过腻，多吃蔬果如番茄、大白菜、油菜、萝卜等，健脾益胃，平度冬末以迎春天。

冬季万物休整，天地阳气深藏于地，人体亦然。此时阳气储蓄得当，则为重事。宜早睡晚起，防寒保暖。合理进补，循"冬藏"养生之道，敛藏得益，避免透支，来年则可意气风发。

细雨生寒未有霜
庭前木叶半青黄

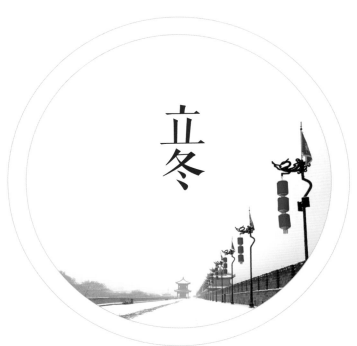

立冬

立冬为冬季的第一个节气。古人认为，冬者终也，立冬之时，万物终成，故名立冬也。立冬时节，秋收之物已收晒完毕，收藏入库，动物亦藏身避寒以冬眠。故立冬不仅代表着冬天的来临，更有万物收藏、规避寒冷之意。

代表寓意：冬季的开始。

节气开端：每年的11月7日或8日。

气候特点：尚存余热，寒潮时发。

节气养生：立冬处于秋去冬来之时，冷空气频繁南下，北风凛冽，伴随而至的雨水更是加快了降温的速度。立冬的寒风冷雨和春天的和风细雨相比，更容易使人沾惹风寒。故日常穿衣应增减得当，必要时可用丝巾、围巾等保护颈背，美观之余也能去寒就温。情绪上不宜过激，以静息、舒缓为主，以顺自然潜藏之势。饮食上以清补为主，不宜急补，应循序渐进，配以滋阴润燥之品，以免上火。

推荐食材：淮山、木耳、茶树菇、无花果、海底椰等。

推荐药膳：茶树菇无花果瘦肉汤、木耳炒淮山、海底椰炖鸡汤等。

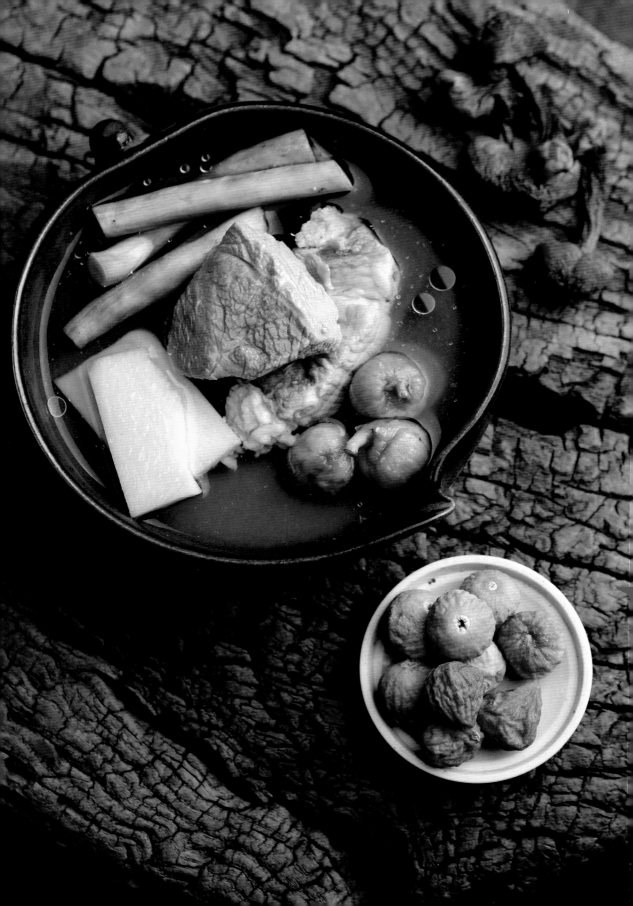

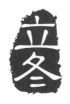

立冬

茶树菇无花果瘦肉汤

降脂调血压，清甜老少宜。

口味	清甜
分量	3人量
厨艺	煲
厨具	汤锅

茶树菇

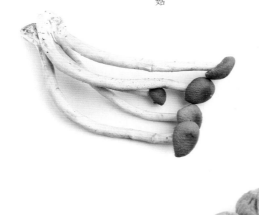

干无花果

食材

猪瘦肉250克，茶树菇50克，干无花果2~3个，生姜3片，食盐适量。

做法

- ☞ 猪瘦肉切块洗净，焯水备用。
- ☞ 锅内加水煮沸，放入所有食材，大火烧开转小火煲1小时，调味即可。

专家点评

　　茶树菇性平、甘温，有利尿渗湿、平肝健脾的功效，对于调控血压和血脂有一定作用。无花果含有多种营养成分，能润肠通便、降血脂。本汤品特别适合血脂高、血压高、大便不通的人群食用。

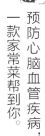

预防心脑血管疾病，一款家常菜帮到你。

口味　清爽
分量　3人量
厨艺　炒
厨具　炒锅

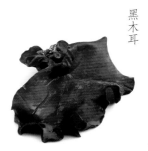

黑木耳

黑木耳炒淮山

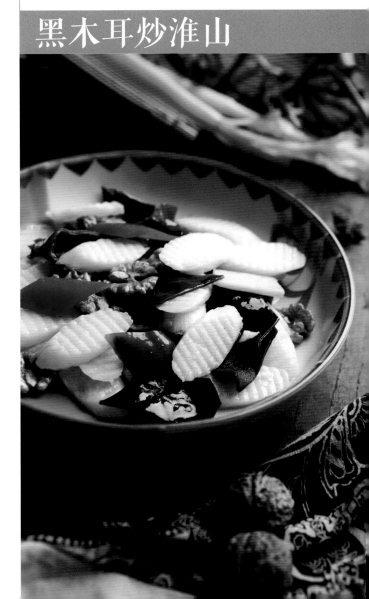

食材

鲜淮山300克，干黑木耳50克，核桃肉100克，红菜椒、绿菜椒、生姜、葱、大蒜、生粉、食盐、花生油适量。

做法

◈ 鲜淮山去皮切片，干黑木耳泡发、焯水，生姜切片，葱切段，大蒜切粒，红、绿菜椒切块备用。

◈ 热油起锅，爆香生姜、葱、大蒜，再放入鲜淮山、黑木耳、核桃肉、红菜椒、绿菜椒翻炒。

◈ 生粉兑适量冷水混匀，慢慢加入锅中，大火翻炒，调味即可。

专家点评

　　黑木耳能益气通便，补血止血；其有效成分具有抗凝作用，能阻止血液中的胆固醇在血管上沉积和凝结。鲜淮山味甘、性平，补而不腻，又能充当主食。其与核桃肉相配，具有补脾养肺、固肾益精的功效，特别适合老年人及心血管疾病高发人群食用。

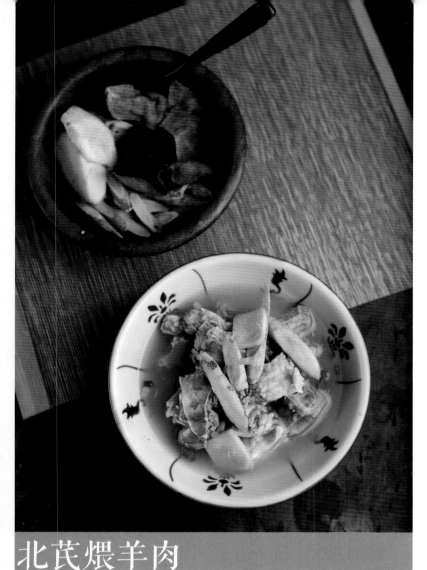

温阳益气，最抗衰。

口味	香浓
分量	3人量
厨艺	煲
厨具	砂锅

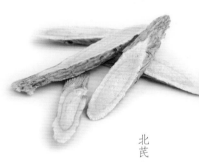

北芪

北芪煨羊肉

食材

羊肉300克，北芪30克，生姜3~5片，枸杞子、葱花、食盐适量。

做法

❀ 羊肉切块，洗净焯水，并用生姜及食盐腌制备用。

❀ 锅内加水煮沸，放入所有食材，小火煲50分钟，起锅时撒上葱花，调味即可。

专家点评

　　羊肉性温，具有补肾壮阳、温补脾胃、益血养肝的功效，是绝佳的保健品。北芪性微温、味甘，具有益气固表的作用。以北芪补气，羊肉补形，成就一道冬季补益养生的佳品。推荐阳虚、气虚体质，汗多怕风、手足不温的人群食用。

小贴士

　　湿热体质的人群不作推荐。

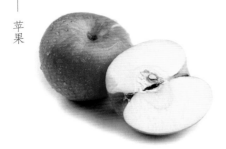

苹果

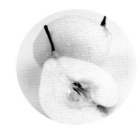

雪梨

 节日大鱼大肉，平时烟酒过多，清汤保健适合你。

水果萝卜清汤

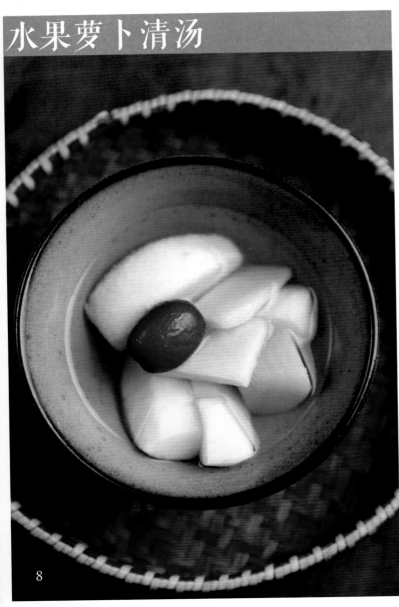

食材

苹果1个，雪梨1个，白萝卜半个，生姜3片，红枣1个，食盐适量。

做法

- 苹果、雪梨及白萝卜切块备用。
- 锅内加水煮沸，放入所有食材，大火烧开转小火煲40分钟，调味即可。

专家点评

苹果性味温和，具有促进胃肠蠕动、降低胆固醇、增强体力和抗病能力等作用。雪梨性凉、味甘微酸，具有生津润燥、清热化痰的功效。白萝卜行气消食、开胃健脾。生姜温中和胃，调和雪梨的寒性。此汤品适合大众保健食用，也是素食者的不错选择。

小贴士

白萝卜能抵消人参的功效，故不推荐与人参同吃。

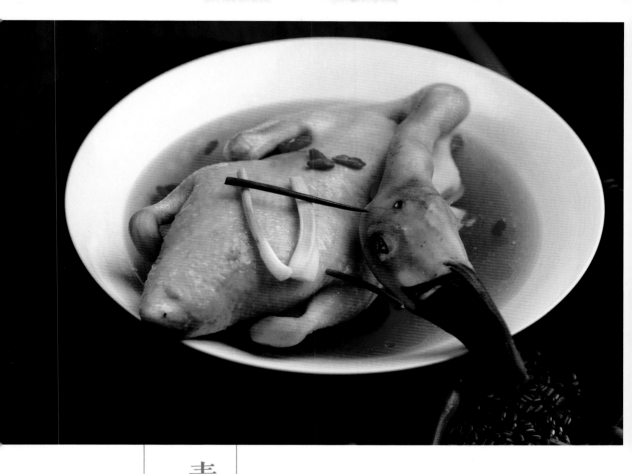

青鸭羹

（精选）

利尿除湿排毒的佳品。

口味　清甜

分量　3人量

厨艺　炖

厨具　汤盅

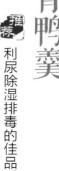

草果

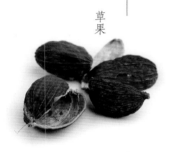

食材

青头鸭1只，草果3粒，赤小豆150克，枸杞子、葱、食盐适量。

做法

◈ 食材洗净，将枸杞子、草果及赤小豆填入青头鸭腹部，加水慢火清炖1小时，至鸭肉熟透，起锅时撒葱，调味即可。

专家点评

　　《本草纲目》中有记载青头鸭有清热、排毒、滋阴、补肺、润燥、养颜的作用。赤小豆性平、味甘酸，利水除湿；草果性温、味辛，燥湿除寒，并能调和青头鸭的寒性。该汤品有缓解水肿的功效，大众也可作利尿除湿排毒之品食用。

小贴士

　　可加入生姜以加强温中除湿的作用。

赤小豆

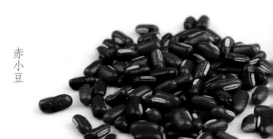

高良姜粥

暖胃一碗粥，冷痛自消退。

厨具　砂锅
厨艺　煮
分量　3人量
口味　微辛

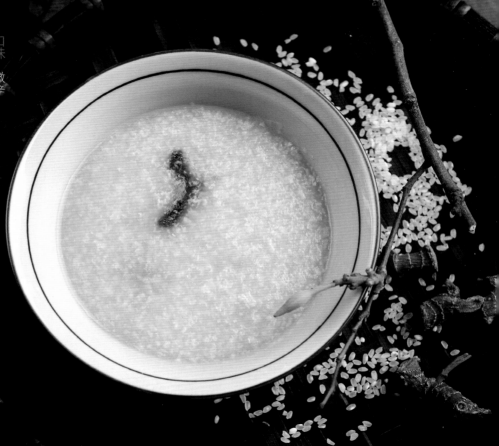

食材

高良姜10克，大米80~100克，食盐适量。

做法

❖ 高良姜切碎入锅，加清水煮沸，转小火煮20分钟后，捞出姜渣。
❖ 放入大米，煮至大米熟烂，调味即可。

专家点评

　　高良姜性热、味辛，归脾、胃两经，具有温胃散寒、消食止痛的功效。搭配养胃和胃的大米煮成粥品，特别适合平素腹部冰冷、食冷腹痛、腹泻等脾胃虚寒的人群食用。

小贴士

　　阴虚有热、胃火旺盛者不宜。

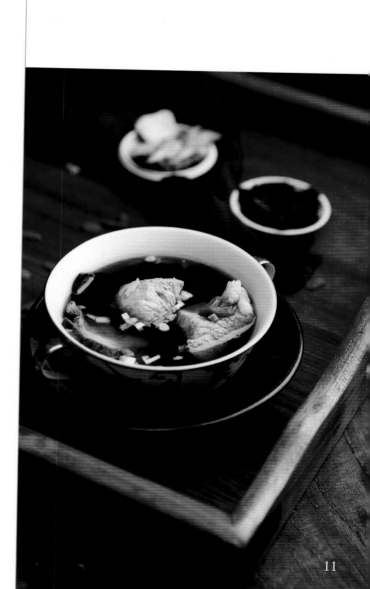

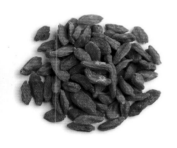

枸杞子

肉苁蓉

补虚润肠汤

肾虚便秘难启齿，补虚增津是关键，腰酸耳鸣试一试，大众保健也可以。

口味　甘香
分量　3人量
厨艺　煲
厨具　汤锅

食材

猪䐋250克，肉苁蓉30克，当归25克，枸杞子15克，葱花、食盐适量。

做法

◈ 猪䐋切块洗净，焯水备用。
◈ 锅内加入水煮沸，放入所有食材，大火烧开转小火煲1.5小时，起锅时撒上葱花，调味即可。

专家点评

　　肉苁蓉是名贵中药材，素有"沙漠人参"之美誉，有极高的药用价值。其性温、味甘，有补肾阳、益精血、润肠道的功效。当归性温、味甘辛，补血和血、润燥滑肠。枸杞子滋补肝肾、养血明目。本汤品尤其适合易疲劳、头晕目眩、遗精耳鸣、腰膝酸痛、肠燥便秘、精血不足的人群食用。

小贴士

　　便溏与湿热体质人群不宜。

冬日暖身汤，温中除寒湿。

口味　辛香
分量　3人量
厨艺　煲
厨具　汤锅

草果

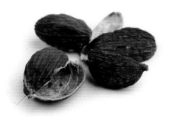

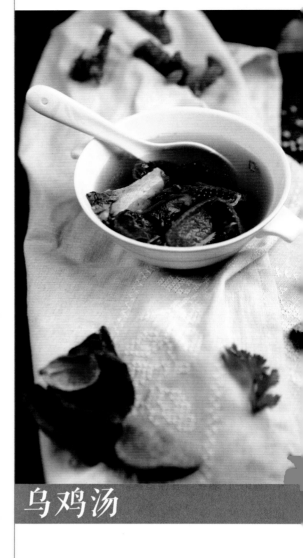

乌鸡汤

食材

乌鸡1只（约1500克），高良姜5克，陈皮1瓣，草果2粒，胡椒、食盐适量。

做法

◆ 胡椒与草果适当打碎备用；乌鸡去脏斩件，洗净焯水备用。

◆ 锅内加水煮沸，放入所有食材，大火烧开转小火煲1.5小时，调味即可。

专家点评

乌鸡性味甘平，有补虚劳羸弱的功效。高良姜温胃散寒、消食止痛。草果性温、味辛，燥湿除寒、消食化食。搭配行气理气的陈皮；和温中散寒的胡椒，使整个汤品温补清消，特别适合阳虚体质、心腹冷痛、舌根苔腻难退的人群食用。

小贴士

阴虚有热、胃火旺盛者不宜。

高良姜

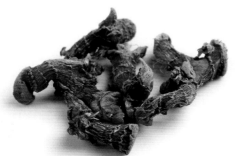

西洋菜煲生鱼

 健脾利水，促进伤口愈合，一定要试试这款靓汤。

口味　清甜
分量　2~3人量
厨艺　煎、煲
厨具　煎锅、汤锅

蜜枣

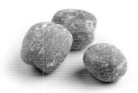

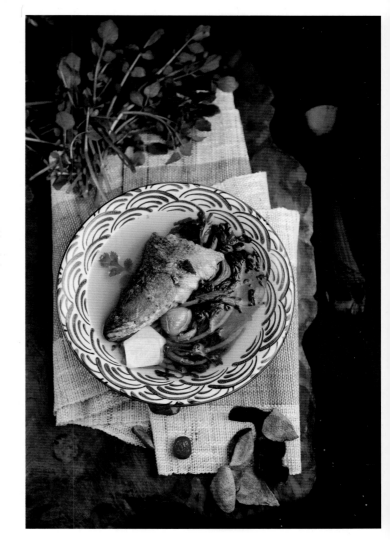

食材

生鱼1条（约500克），西洋菜300克，蜜枣3个，陈皮2瓣，姜汁酒250毫升（1碗），生姜片、食盐、花生油适量。

做法

◈ 生鱼去脏洗净，沥干；西洋菜洗净备用。

◈ 热油起锅，放入生鱼煎至两面金黄。

◈ 往煎锅中加入姜汁酒和适量温开水，煮5分钟后，连鱼带汤同所有食材一起放入汤锅内，大火烧开转小火煲1.5小时，调味即可。

陈皮

专家点评

　　生鱼又叫黑鱼，肉质细腻、味鲜，刺少肉多，能补脾利水、去瘀生新，适合有伤口或术口未能愈合者食用。西洋菜又叫豆瓣菜，具有清热止咳、清燥润肺、化痰止咳、利尿的功效。本汤品健脾利水、清热润燥，除了适合伤口未愈的人士，也适合脾虚湿郁化热，而见消化不良、口气重、小便色黄等症状的人群食用。

小贴士

　　疤痕体质者慎食。姜汁酒可自制：生姜剁蓉装入纱袋，放入碗中，倒入适量米酒浸泡1天，去掉纱袋，即制成姜汁酒。

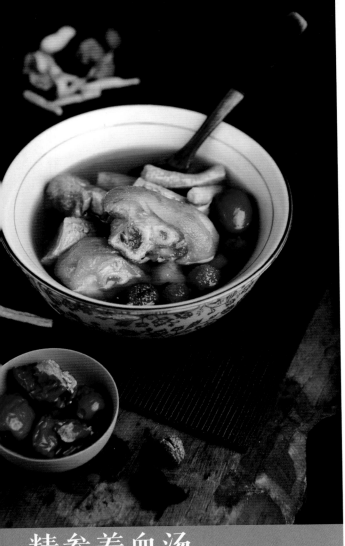

黄精

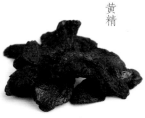

精参养血汤

砂仁

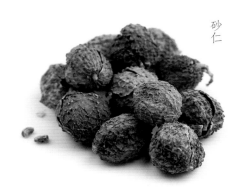

食材

猪蹄250克，黄精15克，党参15克，红枣5个（去核），砂仁3粒（打碎），食盐适量。

做法

◈ 猪蹄斩件洗净，焯水备用。

◈ 锅内加水煮沸，放入所有食材，大火烧开转小火煲1.5小时，调味即可。

专家点评

　　黄精性平、味甘，具有补气养阴、健脾润肺、益肾等功效。党参补中益气、健脾益肺，红枣益气养血，砂仁理气健胃防滋腻。搭配猪蹄煲汤，汤味浓郁，适合月经量少、面色苍白、气血不足的人士食用。

小贴士

　　脾胃虚弱、痰湿体质的人群少食。

羊骨汤

补肾能壮骨，温阳散寒气。

厨具	分量	口味
汤锅	3人量	香浓
	厨艺	
	煲	

食材

羊骨500克，白萝卜1个，草果2粒，陈皮1瓣，生姜3片，红枣、胡椒、食盐适量。

做法

- 羊骨斩件洗净，焯水；白萝卜切块；草果、胡椒打碎备用。
- 锅内加水煮沸，放入所有食材，大火烧开转小火煲1.5小时，调味即可。

专家点评

羊骨性味甘温，入脾肾两经，具有补肾壮骨，温中驱寒的功效。搭配白萝卜行气消食；草果温中除寒；陈皮行气理气；生姜、胡椒温中和胃。整个汤品鲜美味香，特别适合关节寒凝不利及冷痛肿胀的人士食用。

小贴士

阴虚有热、胃火旺盛者不宜。

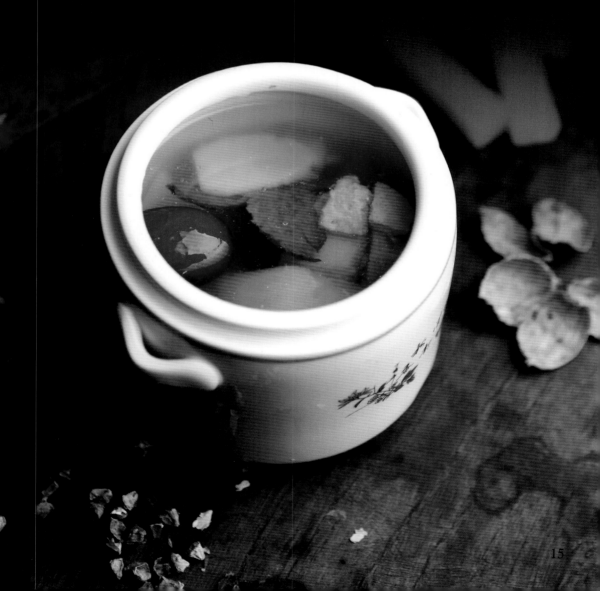

红枣桂圆肉小米粥

口味　清甜
分量　3人量
厨艺　煮
厨具　砂锅

桂圆肉

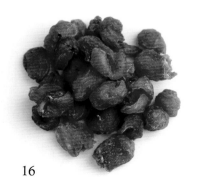

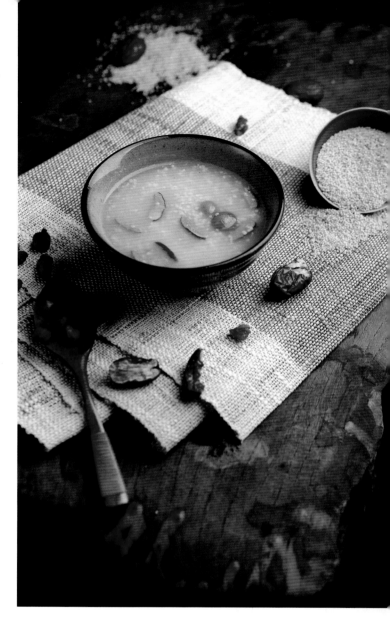

食材

小米100克，红枣3个（去核），桂圆肉15克，食盐适量。

做法

◈ 小米浸泡半小时；红枣切丝备用。

◈ 锅内放入所有食材，加适量清水煮沸后，转小火煮40分钟，调味即可。

专家点评

　　红枣补中益气、养血安神，桂圆肉补血、安神定志，小米养护脾胃、补中益气。各物成粥，特别适合气血亏虚、失眠多梦的人群食用。

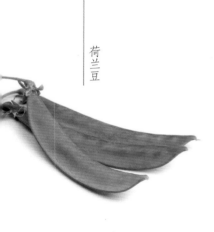

荷兰豆

香菇荷兰豆炒瘦肉

推荐

增强免疫，软化血管，清清淡淡，家常小炒。

厨具 分量 口味

炒锅　炒　清
　　　3　爽
　　　人
　　　量

黑木耳

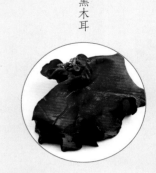

食材

猪瘦肉100克，荷兰豆200克，干黑木耳50克，香菇5个，红菜椒、白酒、花生油、食盐、生抽适量。

做法

◈ 猪瘦肉洗净，切丝；香菇泡发，去蒂切片；干黑木耳泡发；红菜椒切片，荷兰豆去筋络，洗净同黑木耳焯水备用。

◈ 热油起锅，放入香菇、黑木耳、猪瘦肉爆炒3分钟后，加入荷兰豆、红菜椒片继续翻炒，再加少许白酒、生抽、食盐调味，炒匀即可。

专家点评

　　香菇和荷兰豆含有多种维生素及蛋白质，营养极其丰富，而且能够促进新陈代谢，增强机体免疫力。黑木耳有软化血管作用。与猪瘦肉同炒，味道清香，口感清脆，适合大众食用。

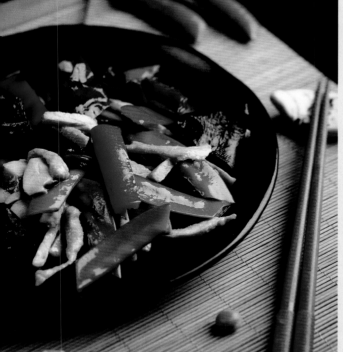

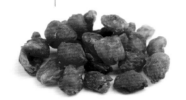

桂圆肉

口味　浓郁

分量　3人量

厨艺　炖

厨具　炖盅

推荐 冬令时节腰膝酸，头晕耳鸣夜尿多，肾虚阳虚要进补，此款炖汤少不了。

温阳补血汤

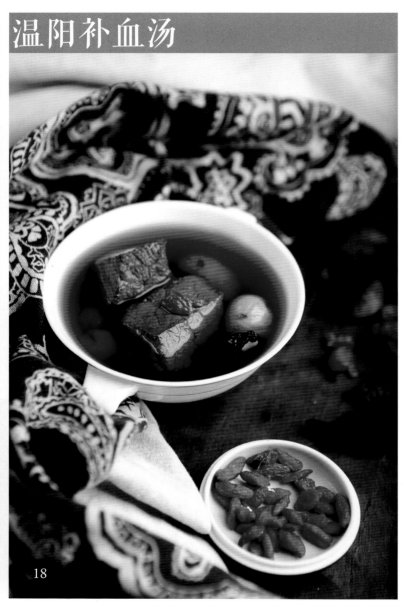

食材

鹿肉100克，猪瘦肉100克，巴戟天15克，枸杞子15克，桂圆肉15克，陈皮1瓣，栗子2个，食盐适量。

做法

◈ 鹿肉、猪瘦肉切块，洗净焯水备用。

◈ 把所有食材放入炖盅内，加适量温开水，隔水清炖1.5小时，调味即可。

专家点评

　　巴戟天性微温、味辛甘，具有补肾阳、强筋骨、祛风湿的功效。鹿肉性温、味甘，能益气血、补肾精。枸杞子滋肾养肝；桂圆肉养血安神。整个汤品温阳补肾，尤其适合头晕耳鸣、腰酸膝软、夜尿频多的肾虚人士食用。

巴戟天

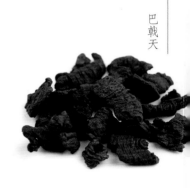

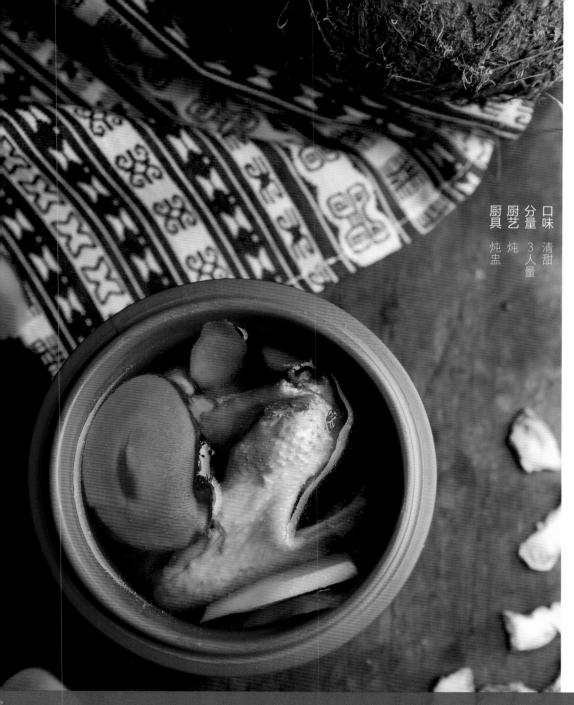

海底椰炖鸡汤

口味　清甜
分量　3人量
厨艺　炖
厨具　炖盅

推荐　天气干燥润一润，滋阴鸡汤来一盅。

只（约750克），海底椰25克，玉竹15克，生姜3片，食盐适量。

鸡斩件洗净，焯水备用。
把所有食材放入炖盅内，加适量开水，隔水清炖1.5小时，调味即可。

点评

海底椰果肉淡而润，搭配玉竹，具有滋阴润肺、清热止咳的功效。配以温中和胃的
和益气补虚的鸡肉制成本汤膳，其可滋阴补虚、止咳润燥，适合大众食用。

云暗初成霰点微
旋闻簌簌洒窗扉

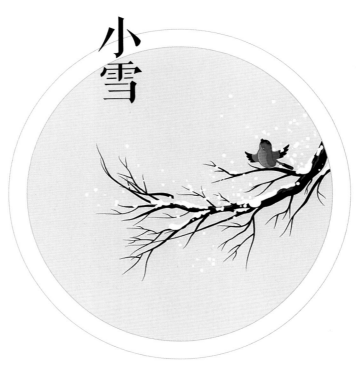

小雪

小雪为冬季的第二个节气。古人认为，斯时天已积阴，寒未深而雪未大，故名小雪。此时天气寒冷，雨水遇寒气而化雪；虽然为雪，雪仍未大，故称小雪。

代表寓意：严寒的开始。

节气开端：每年的11月22日或23日。

气候特点：寒潮频发，雨雪夹杂。

节气养生：小雪之时，万物逐步转为闭藏之态，应早卧晚起，睡眠充足，防寒保暖。白天天晴之时，可户外缓缓步行，促气血运行以防感冒。心神宁静，安和不躁，畅达情志，则可精气神内守而不散。饮食以立冬为基，增以温补、温润之品，以助阳气敛降。

推荐食材：红枣、生姜、羊肉、桂圆肉、胡椒、核桃等。

推荐药膳：红荔茶、胡萝卜生姜焖羊肉、养胃红枣盒、胡椒核桃煲鸡等。

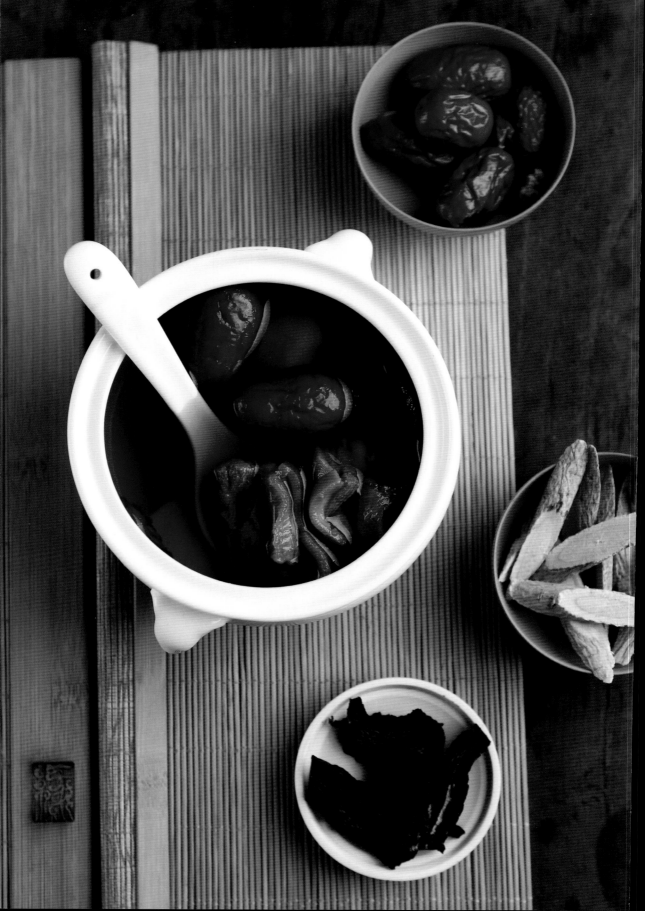

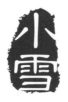

小雪

当归补血羊肉汤

推荐 补益气血，扶正固本，尤其适合怕风畏寒、手足不温的人士。

口味　香浓
分量　3人量
厨艺　炖
厨具　炖盅

北芪

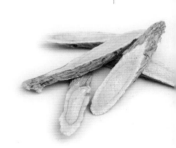

食材

羊肉250克，当归30克，北芪30克，红枣3~5个，生姜3~5片，食盐适量。

做法

❀ 羊肉切块焯水；红枣去核备用。

❀ 把所有食材放入炖盅内，加入温开水，隔水清炖1.5小时，调味即可。

专家点评

当归性温、味甘辛，具有补血和血、调经止痛、润燥滑肠的功效。北芪性温、味甘，能补气生津、补气生血。红枣益气养血。羊肉温补脾胃、补血温经。四物炖汤，补益气血、温阳健脾，特别适合身体虚弱、怕风畏寒、面色苍白、手足不温的人士食用。

小贴士

湿热体质不作推荐。

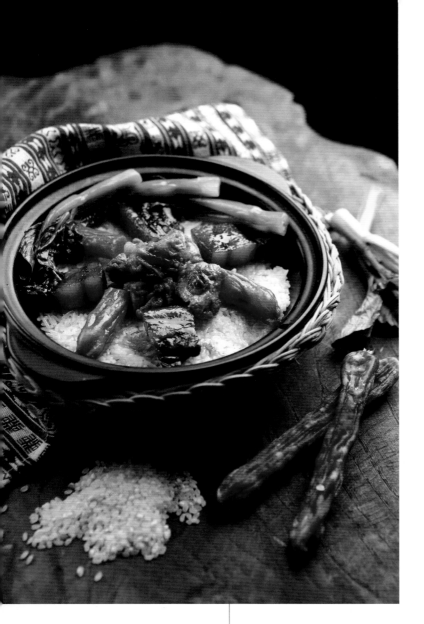

排骨腊味姜蓉焗饭

美味家常焗饭，
健康温暖一家。

口味　清香
分量　3人量
厨艺　焗
厨具　电饭锅

食材

排骨150克，腊肠3条，腊肉少许，大米150克，生姜20克，菜心、花生油、食盐适量。

生姜

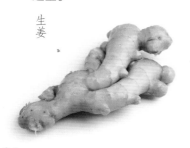

做法

◆ 排骨洗净斩段，用花生油、食盐腌制；腊肠、腊肉切小块；菜心洗净；生姜剁蓉备用。

◆ 大米洗净入锅，加水煮饭。在米饭即将煮熟前10分钟，放入排骨、腊肠和腊肉，再铺上菜心和姜蓉，焗至米饭熟透即可。

专家点评

排骨味道鲜美，含有大量磷酸钙、骨胶原等，是补充钙质的一个重要来源。搭配香浓的腊味、温中和胃的生姜，使蒸饭味道独特，美味诱人，适合冬日里一家老少食用。

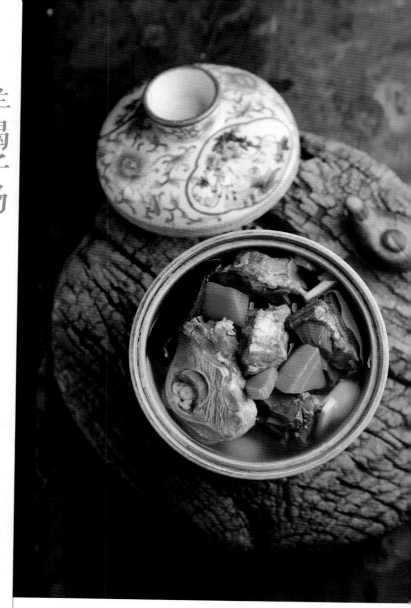

羊蝎子汤

强身健骨养肝肾，
补而不燥大众宜。

厨具	厨艺	分量	口味
汤锅	煲	3人量	香浓

马蹄

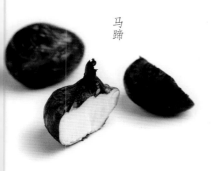

食材

羊蝎子500克，胡萝卜1个，马蹄5个，生姜3片，陈皮1瓣，胡椒20粒，食盐适量。

做法

◈ 胡萝卜切块；胡椒粒打碎；羊蝎子斩块，洗净焯水备用。

◈ 锅内加水煮沸，放入所有食材，大火烧开转小火煲1.5小时，调味即可。

专家点评

　　羊蝎子是羊的脊骨，为羊中精品，其肉香嫩而不腻，其骨多髓而不滑，其汤浓香而不膻。中医认为，羊蝎子具有补肾养肝、强身壮体的功效。搭配胡萝卜、马蹄、生姜和陈皮，以胡椒调味，不仅加强了温补的力度，而且使汤味更加浓郁，补而不燥，适合大众食用。

小贴士

湿热体质者不宜。

肉桂生姜柿子茶

一款甘温香甜的保健养生茶饮。

口味　香甜
分量　3人量
厨艺　煮
厨具　砂锅

柿子饼

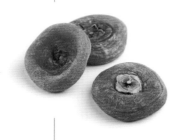

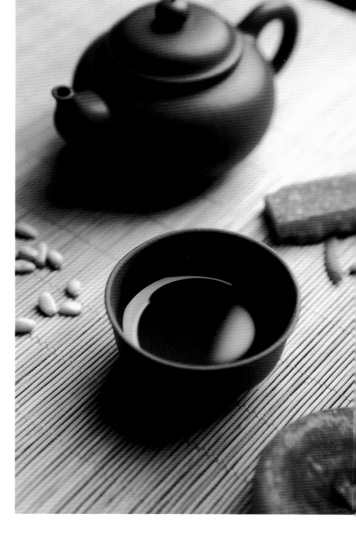

食材

肉桂皮3克，生姜30~50克，柿子饼2~3个，松子仁、红糖适量。

做法

❖ 柿子饼切块，生姜拍烂备用。

❖ 锅内加水煮沸，放入柿子饼、生姜、肉桂，小火煮20分钟后熄火，加适量红糖调味，再撒上松子仁，即可饮用。

专家点评

　　柿子饼具有生津止渴、润肺化痰的功效。肉桂皮性大热、味甘辛，用之泡茶，能引火归元，并使茶饮芳香。生姜温中和胃。松子仁健脾通便、滋润皮肤。此茶饮特别适合体虚人士及老年人饮用。

小贴士

　　糖尿病患者不作推荐。

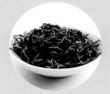

红茶叶

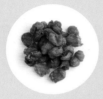

桂圆肉

温中养血红荔茶，
手足冰冷都不怕。

口味　香甜

分量　3人量

厨艺　煮

厨具　砂锅、纱袋

食材

荔枝3~5个，桂圆肉3~5粒，红茶叶适量。

做法

◈ 红茶叶用纱袋封装，荔枝去壳、核，留肉备用。

◈ 锅内加水煮沸，放入纱袋、荔枝、桂圆肉，小火煮10分钟，去掉纱袋，即可饮用。

专家点评

荔枝性温、味甘酸，其果肉具有补脾益肝、温中止痛、补心安神的功效。桂圆肉性温平、味甘，能益心脾、补气血、安神。搭配提神醒脑、养胃护胃的红茶叶做成饮品特别适合冬季怕冷、四肢不温的阳虚、血虚人群饮用。

小贴士

湿热体质不作推荐。

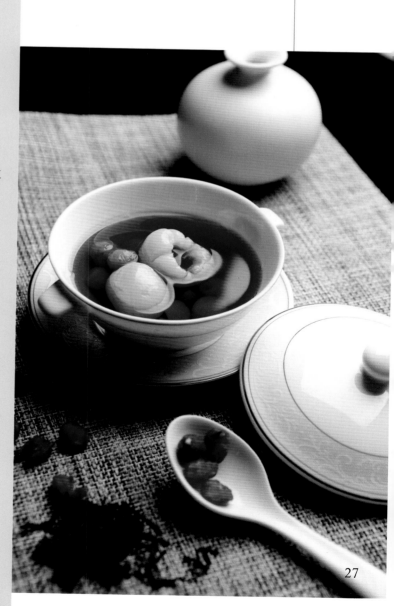

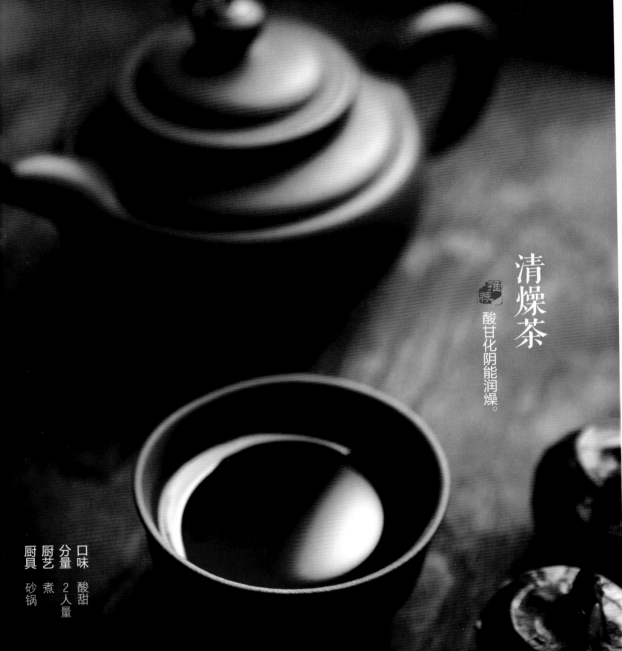

清燥茶

雅荐 酸甘化阴能润燥。

厨具：砂锅
厨艺：煮
分量：2人量
口味：酸甜

食材
乌梅15克，马蹄6个，冰糖适量。

做法
- 马蹄去皮，洗净备用。
- 把马蹄和乌梅放入锅内，加适量清水，大火烧开转小火煮15分钟。
- 加入冰糖，熄火，焗15分钟至冰糖融化，即可饮用。

专家点评
　　乌梅，收而不涩，能生津液、消食积。冰糖补益中土，搭配乌梅，酸甘化阴，滋阴润燥。马蹄润肺化痰、清热生津。此茶特别适合冬季进补过后，出现温燥太过而见口气重、咽干舌燥、暗疮发作的人士饮用。

小贴士
　　消化道溃疡及糖尿病患者不宜。

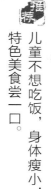

推荐

儿童不想吃饭，身体瘦小，特色美食尝一口。

口味　香浓
分量　3人量
厨艺　煮
厨具　汤锅

锅巴

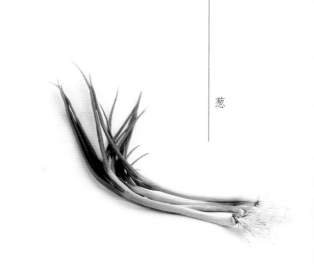

葱

牛肉汤泡锅巴

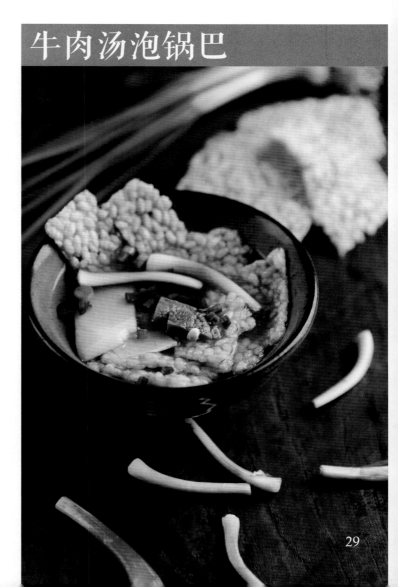

食材

牛肉150克，锅巴100克，生姜3片，葱花、胡椒粉、食盐适量。

做法

> 牛肉洗净，切片备用。

> 锅内加水煮沸，放入牛肉、生姜，大火烧开转小火煮10分钟，加食盐及胡椒粉调味。

> 熄火后放入锅巴浸泡5分钟，撒上葱花即可。

专家点评

牛肉蛋白质含量高，能够促进生长发育、增强免疫力、补铁补血。锅巴口感香脆，具有健脾消食的功效。这款食膳，美味可口，有益健康，特别适合身材瘦小、脾胃虚弱的儿童及健身增肌的人士食用。

小贴士

湿热体质人群少食。

烧脊骨

荐

脊中有髓，填精补肾少不了。

口味 香浓
分量 3人量
厨艺 焖
厨具 砂锅

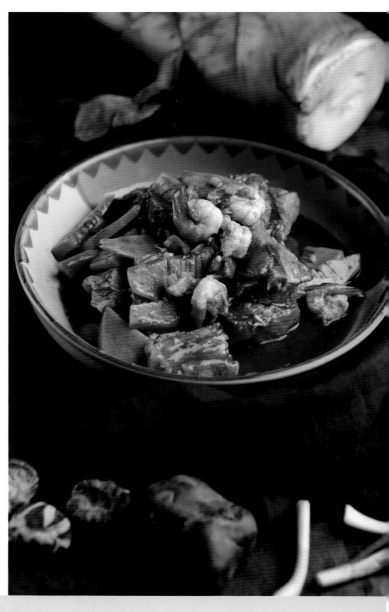

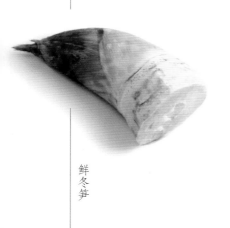

鲜冬笋

食材

猪脊骨500克，虾仁少许，鲜冬笋100克，鲜冬菇5个，陈皮1瓣，胡椒10粒、花生油、食盐、生抽、白酒、葱花适量。

做法

◈ 鲜冬笋切片；鲜冬菇切半；胡椒打碎；猪脊骨斩块洗净，焯水备用。

◈ 锅内放入猪脊骨、陈皮及胡椒，加适量清水，大火烧开转小火焖30分钟。

◈ 再加入虾仁、鲜冬笋、鲜冬菇、花生油、食盐、生抽及白酒，焖焗15分钟撒上葱花即可。

专家点评

　　猪脊骨性温、味甘咸，脊骨中有髓，能补脾气、通督脉、养血健骨。其以陈皮及胡椒焖熟，不仅加强了温补的力度，且能行气理气，以防滋腻。搭配三鲜（虾仁、鲜冬笋、鲜冬菇），再以辛香的白酒焖焗，整个菜品色香味俱全，尤其适合腰背冷痛、夜尿频多的人士食用。

夹沙肉

推荐

肥肉不是绝对的禁忌，看您怎样搭配。

口味　清香

分量　3人量

厨艺　蒸

厨具　蒸锅

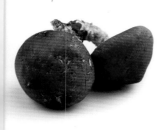

冬菇

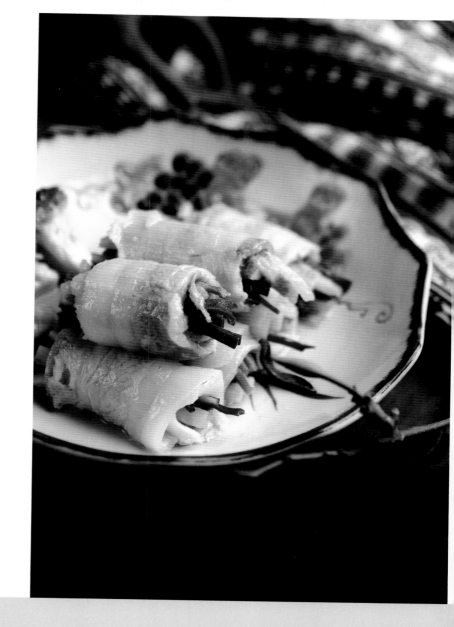

食材

五花肉150克，火腿50克，冬菇8个，青瓜半条，干黑木耳、葱段、生抽适量。

做法

❖ 五花肉切薄片，火腿切细条，冬菇、青瓜切丝，干黑木耳泡发、焯水后切丝备用。

❖ 用五花肉包裹火腿、冬菇、青瓜、黑木耳丝及葱段，再用牙签扎紧，置于碟上，隔水蒸熟，即可蘸酱食用。

专家点评

　　五花肉有补肾养血、滋阴润燥的功效，搭配味鲜的火腿、香软的冬菇、清脆的青瓜，使整个菜品美味爽口、滋阴养血，特别适合冬日干燥时，给身体"加油"润滑。

小贴士

　　血脂高人群少食。

胡萝卜

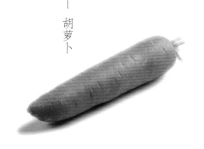

口味 香浓
分量 3人量
厨艺 焖
厨具 砂锅

 温补不油腻，体寒最适宜。

胡萝卜生姜焖羊肉

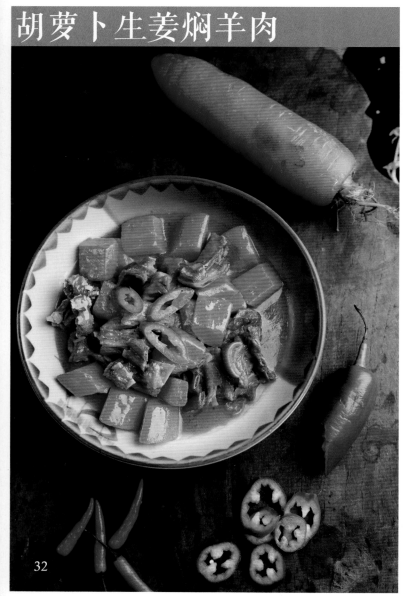

食材

羊肉500~800克，胡萝卜1个，生姜100克，花生油、食盐、生抽、腐乳适量。

做法

◈ 胡萝卜去皮切块；生姜切片；羊肉切块洗净，焯水备用。

◈ 热油起锅，爆香生姜，再放入羊肉爆炒3分钟；加入胡萝卜、食盐、生抽、腐乳及清水，大火烧开转小火焖煮40分钟，至肉熟软即可。

专家点评

　　羊肉性温，具有温补脾胃、益血养肝、补肾壮阳的功效，是绝佳的保健品。其用生姜、胡萝卜焖煮，不仅加强了温补的作用，还能健胃消食。整个食膳补消兼用，适合体质虚寒的人群食用。喜辣者，可加适量青椒。

小贴士

　　湿热、阴虚火旺者少食。

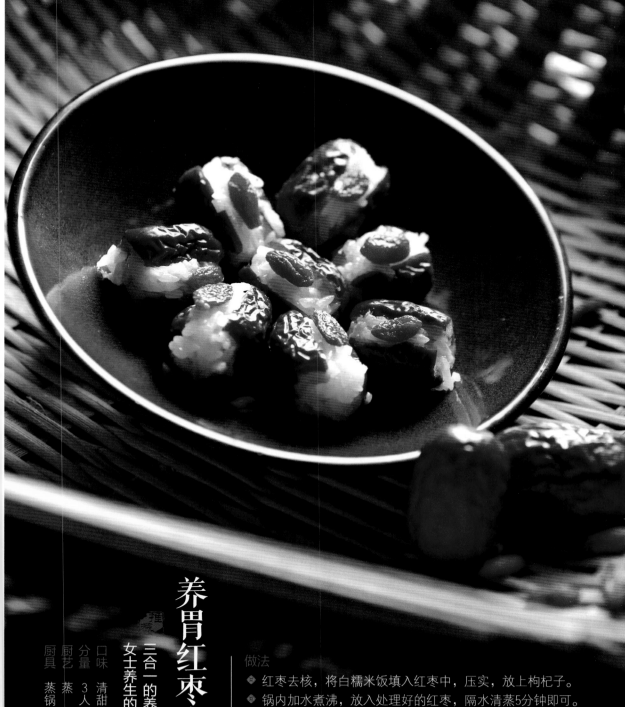

养胃红枣盒

三合一的养颜主食，
女士养生的首选美食。

口味　清甜

分量　3人量

厨艺　蒸

厨具　蒸锅

食材

红枣8个，枸杞子、白糯米饭适量。

做法

❖ 红枣去核，将白糯米饭填入红枣中，压实，放上枸杞子。

❖ 锅内加水煮沸，放入处理好的红枣，隔水清蒸5分钟即可。

专家点评

　　糯米养胃和中，可作为主食；以枸杞子点缀，搭配红枣益气养血、调节脾胃。本菜品制作简单，尤其适合女士养生保健食用。

小贴士

　　外感发热时不宜。

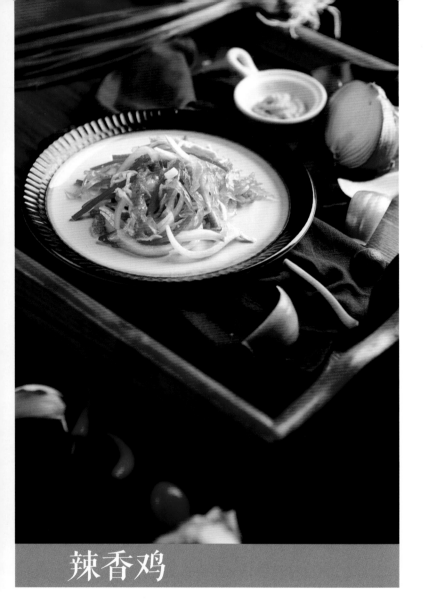

窍道通一通，全身好轻松，尤其适合冬季易感冒的人士。

口味	辛香
分量	3人量
厨艺	炒、拌
厨具	炒锅

海蜇

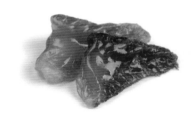

辣香鸡

食材

鸡柳200克，即食海蜇100克，洋葱1/3个，红辣椒、青辣椒、芥末、麻油、花生油、生抽、食盐、生粉适量。

做法

◇ 鸡柳切丝，用食盐、生粉腌制10分钟；红辣椒、青辣椒、洋葱切丝备用。

◇ 烧红炒锅，加少许花生油，入鸡柳、洋葱，大火快炒，熟后起碟，加入即食海蜇，再入芥末、生抽、麻油拌匀，即可食用。

专家点评

　　海蜇性温、味咸涩，有化痰消积、祛风除湿的功效。洋葱与芥末性温辛辣，能解毒去腥、增强食欲、祛风除湿。整个膳食风味独特，补中带消，辛辣祛湿、解表通窍，在寒冷的天气，可作为餐前开胃小菜食用。

小贴士

　　不喜欢芥末的可换成辣椒酱。

洋葱

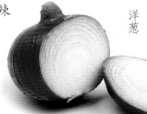

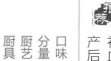

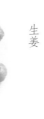

生姜

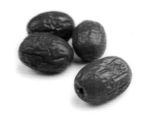

红枣

补血活血血通经络，
产后术后活力足。

口味　辛香
分量　3人量
厨艺　煲
厨具　砂锅

食材

乌鸡1只（约1500克），黄酒1~1.5斤，
红枣3~5个，生姜3片，食盐适量。

乌鸡酒

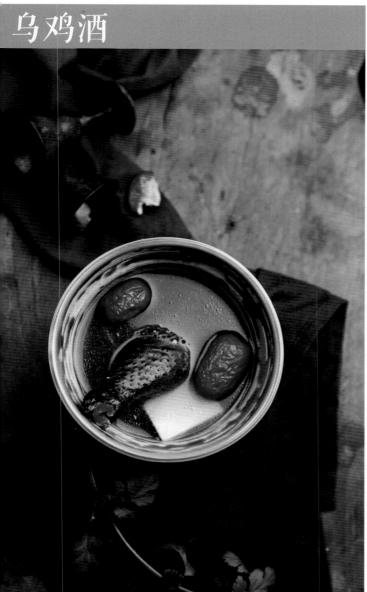

做法

◈ 乌鸡去脏，斩块洗净备用。
◈ 锅内加黄酒煮沸，放入所有
食材，大火烧开转小火煲30
分钟，调味即可。

专家点评

乌鸡具有补虚、养血
益精的功效。黄酒性大热、
味苦甘辛，能通经络、行
血脉、散湿气。饮用黄酒不
仅可以增进食欲，让人心情
愉悦，还有助于血液循环，
促进新陈代谢。本食膳能补
血养颜、舒筋活血、健身强
体，特别适合术后体虚、产
后及冬天手足不温的人群食
用。

小贴士

酒精过敏者及湿热体质
人群慎食。

香蒜鱼

绿茶叶蒸鱼，除腻又除腥。

口味　香浓
分量　3人量
厨艺　煎、蒸
厨具　煎锅、蒸锅

红辣椒

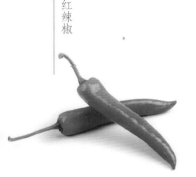

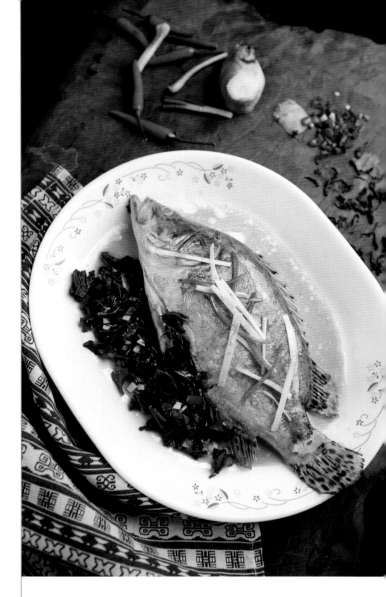

食材

鱼1条（鲈鱼或桂花鱼），红辣椒1个，绿茶叶3克，生姜、大蒜、花生油、食盐适量。

做法

- 鱼宰好洗净，沥干；红辣椒切丝；大蒜切碎；生姜切丝备用。
- 热油起锅，入鱼煎至两面金黄。
- 鱼放碟上，把红辣椒、绿茶叶、生姜、大蒜、花生油、食盐混合均匀后，填入鱼肚中，隔水清蒸8分钟即可。

专家点评

　　鱼肉具有健脾、利水消肿的功效，且鱼肉纤维细，容易消化吸收。搭配去积消滞的大蒜、温中和胃的生姜、辛辣散寒的辣椒、防温燥太过的绿茶叶，该菜品味道辛香，风味独特，特别适合喜辣而又怕上火的人士食用。

小贴士

　　不喜辣的可去辣椒。菜品中的茶叶，咀嚼后能清除口腔中的蒜味。

大蒜

胡椒核桃煲鸡

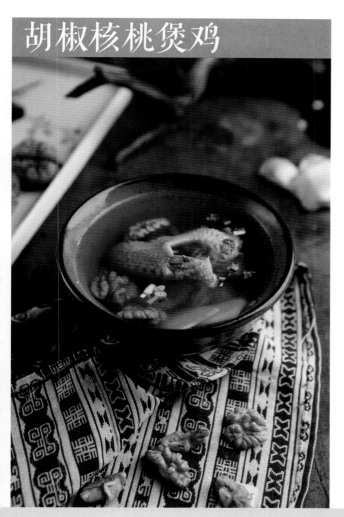

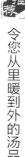
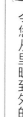
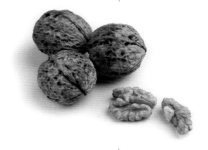

食材
鸡半只（约750克），胡椒20粒，核桃肉60克，生姜3片，葱花、食盐适量。

做法
◈ 鸡斩块，洗净焯水；胡椒打碎备用。
◈ 锅内加水煮沸，放入所有食材，大火烧开转小火煲1小时，起锅时撒上葱花，调味即可。

专家点评
　　核桃性温、味甘，能补肾健脑、温命门之火。胡椒温中下气、消痰解毒，《食疗本草》载其能"治五脏风冷，冷气心腹痛，吐清水"。生姜温中和胃。整个汤品温补暖胃，特别适合天气渐寒，寒风萧瑟之时，阳虚体质的人群保健食用。

小贴士
阴虚燥热之人少食。

窗含西岭千秋雪
门泊东吴万里船

大雪

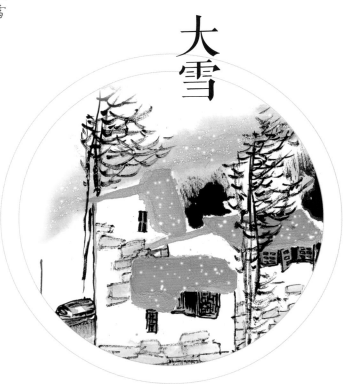

大雪为冬季的第三个节气。古人认为，斯时积阴为雪，至此粟烈而大，过于小雪，故名大雪也。《月令七十二候集解》载："十一月节，大者盛也，至此而雪盛也。"大雪之时，下雪更多，雪也更大，天气更为寒冷。

代表寓意： 严寒加剧。

节气开端： 每年的12月7日前后。

气候特点： 气温骤降，寒风凛冽，雪花飘飘。

节气养生： 大雪气温较低，寒风凛冽，稍有不慎即易外感。衣着上需对易外露之处如头、颈、脚踝等多加保暖，切勿贪美而穿少受寒。平时可多艾灸大椎、足三里、神阙等穴位，有助温阳御寒。安神定志，清心寡欲，顺应冬季"藏"之特性。饮食上宜以温阳为根，佐以行气活血之品，以缓严寒之血气之不畅也。

推荐食材： 胡椒、洋葱、红花、红景天、红枣、生蚝、羊肉等。

推荐药膳： 洋葱炒羊肉片、胡椒生蚝汤、三红茶等。

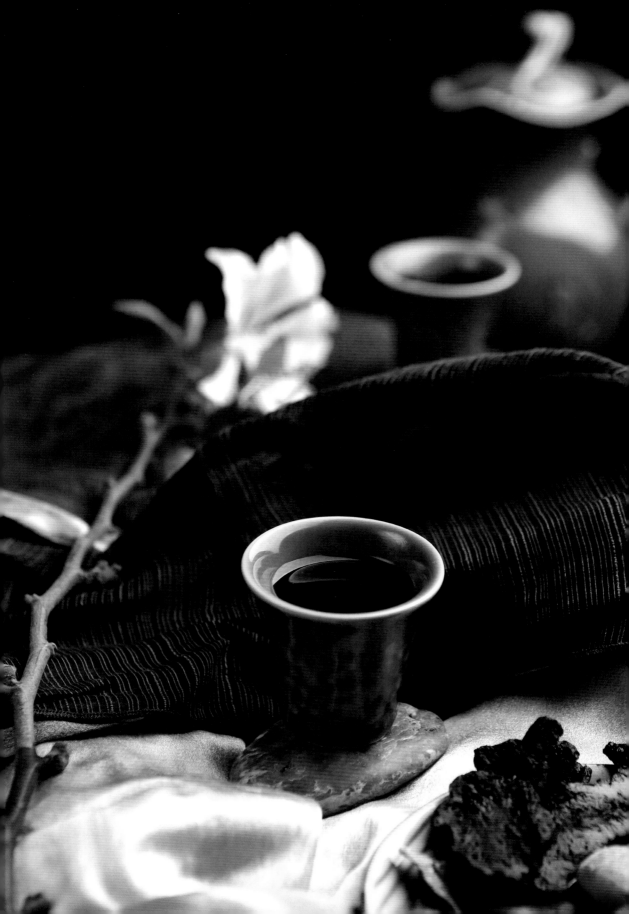

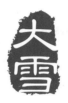

大雪

百岁酒

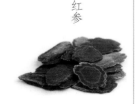
红参

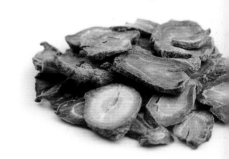
田七

常喝百岁酒，活到九十九，益气通经络，化瘀痛可消。

口味　辛浓
分量　多人量
厨艺　浸泡
厨具　玻璃罐

食材

红参30克，熟地黄30克，田七15克，陈皮2瓣，黄酒750毫升（3碗）。

做法

◈ 红参、田七、熟地黄切片，隔水蒸5~8分钟，取出晾干。

◈ 将所有食材放入玻璃罐中，倒入黄酒，密封好，浸泡1月即可饮用。

专家点评

红参性温、味甘微苦，具有大补元气、复脉固脱的功效。熟地黄性微温、味甘，滋阴养血、补肾。田七性温、味甘微苦，有活血化瘀的功效。陈皮理气和气。黄酒通经活络、活血祛寒。本酒特别适合因气血两虚、气虚血瘀所致的手足不温、四肢麻痹、关节疼痛等症状的人士饮用。

小贴士

有出血倾向者不作推荐。

茶香骨

浓茶配排骨，清香美味油腻消。

厨具 厨艺 分量 口味
煎锅、砂锅 炒、焖 3人量 香浓

生姜

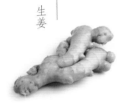

食材

排骨500克，生姜、葱、花生油、料酒、生抽、老抽、冰糖、红茶叶适量。

红茶叶

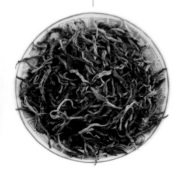

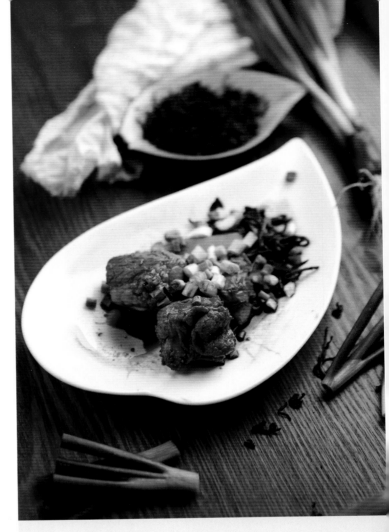

做法

◆ 排骨斩件洗净；红茶叶开水冲泡，去茶渣，留浓茶水备用。

◆ 热油起锅，爆香生姜、葱，再入排骨爆炒1分钟。

◆ 加入适量清水、料酒、生抽、老抽、浓茶水及冰糖，小火焖制40分钟，待排骨肉熟烂，大火收汁即可。

专家点评

　　以姜葱、料酒焖熟排骨，加强菜品的温补之力，适合冬季进补食用。搭配浓茶同煮，能消食防油腻外，还能让排骨带有丝丝茶香，是饭桌上一道不二之选的菜品。

小贴士

　　容易上火的可将排骨焯水后直接焖熟，不经爆炒。糖尿病人士可不放冰糖。

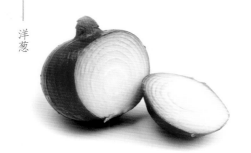

洋葱

推荐

温阳驱寒，尤其适合平素易感冒，食冷腹泻的人群。

口味　香浓
分量　3人量
厨艺　炒
厨具　炒锅

洋葱炒羊肉片

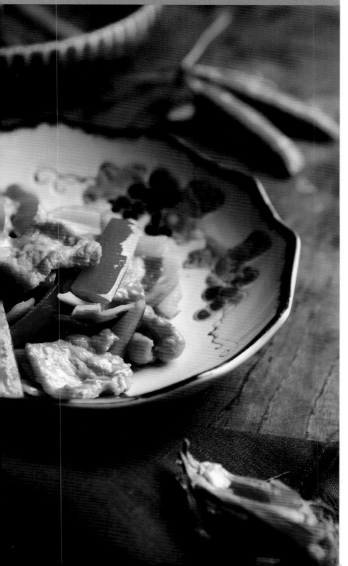

食材

羊肉250克，洋葱1个，生姜3片，菜椒、花生油、食盐、料酒、生抽适量。

做法

- 洋葱切丝；菜椒切片；羊肉切片，用花生油、食盐、生抽腌制备用。
- 热油起锅，爆香生姜，再入羊肉片、料酒翻炒至羊肉熟透。
- 最后入洋葱翻炒片刻，调味即可。

专家点评

洋葱性温、味辛甘，具有健胃润肠、解毒杀虫等功效。搭配温补脾肾、壮阳益血的羊肉，成就了一道温阳驱寒、扶正祛邪的菜品。特别适合阳虚体质表现为抵抗力低下、容易感冒、手足冰冷、食冷腹泻等症状的人群食用。

小贴士

湿热、阴虚火旺的人士慎食。

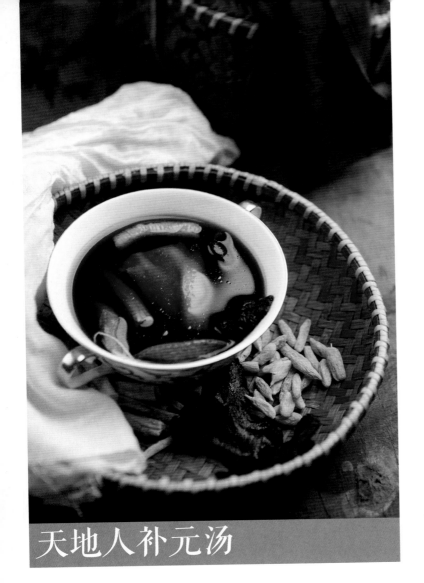

润肺、滋肾、健脾，天地人和，健康自然来。

厨具 炖盅
厨艺 炖
分量 3人量
口味 甘甜

党参

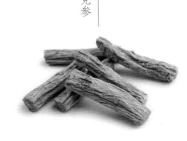

天地人补元汤

食材

鸡半只（约750克），天冬15克，熟地黄25克，党参15克，陈皮1瓣，食盐适量。

做法

- 鸡斩件，洗净备用。
- 把所有食材放入炖盅内，加适量温开水，隔水清炖1.5小时，调味即可。

天冬

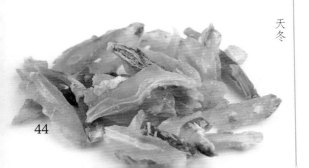

专家点评

天冬性寒、味甘苦，具有养阴润燥、清肺生津的功效。熟地黄性微温、味甘，能补血、滋阴、养肾。党参性平、味甘，能补中益气、健脾益肺。三物合用，于天润肺，于地滋肾，于人健脾。人与自然相呼应，同气相求，寓自然养生之道于日常保健中。搭配健脾理气的陈皮，汤品清润可口，又不会过于滋腻，是冬天进补的佳品。

小贴士

口气重、大便臭而黏、小便黄的湿热体质者慎食。

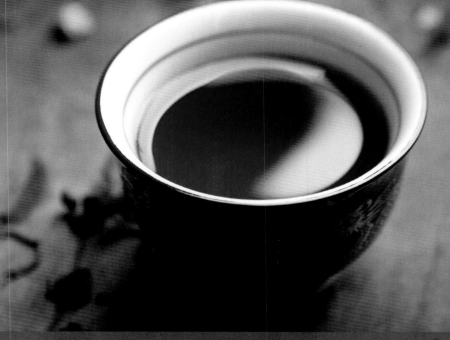

胡桃夹男士茶

专为男性打造的温阳补肾的
健康茶饮。

口味　清香
分量　1人量
厨艺　炒、煮
厨具　砂锅、纱袋

食材

胡桃夹15克，韭菜子5克，红茶叶
5克。

做法

◇ 韭菜子干炒至微黄；把所有食
材装进纱袋，封好备用。
◇ 锅内加水煮沸，放入纱袋，小
火煮30分钟，去掉纱袋，即可
饮用。

专家点评

　　胡桃夹，即核桃果实内的木质隔膜，其性平无
毒，味苦涩，能固肾涩精，对于尿频、遗精有一定的
疗效。韭菜子性温、味辛，具有温补肝肾、壮阳固
精、暖腰膝的功效，能治阳痿、遗精、遗尿、小便频
数、腰膝酸软等。搭配红茶叶清香提神，养胃护胃，
该茶饮尤其适合肾阳亏虚、肾气不固的男性作为保健
长期饮用。

小贴士

阴虚、湿热的人士不宜。

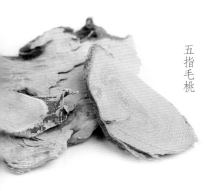

五指毛桃

茶香鸡

温中益气散寒邪，
腹痛宫寒渐消退。

厨具　汤锅
厨艺　浸煮
分量　3人量
口味　辛香

草果

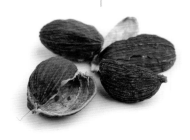

食材

鸡1只（约1500克），五指毛桃100克，肉桂皮10克，草果5克，花椒5克，八角5~8粒，胡椒30粒，红茶叶30~50克，生姜50克，生抽、老抽、红糖适量。

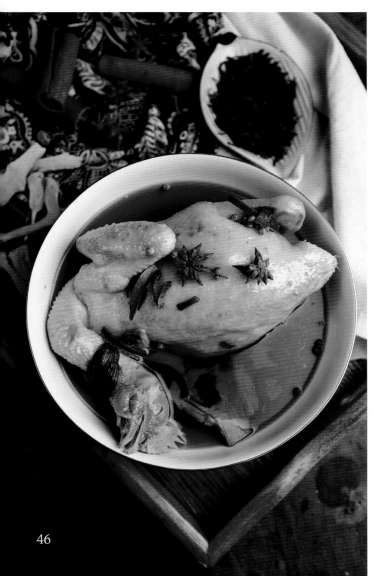

做法

◈ 除鸡外，把所有食材放入锅中，加适量清水和调味料，大火煮20分钟熬成汤汁。

◈ 把鸡放入汤汁中至完全浸泡，大火烧开后熄火，再浸泡20分钟左右至鸡熟，取出斩件即可。

专家点评

五指毛桃性甘、微温，具有健脾行气的功效。加上温中散寒、理气的八角、花椒、胡椒和生姜，搭配温脾肾、破积寒的肉桂皮等芳香驱寒的药材，让菜品具有醒脾开胃、温中暖下元的功效，特别适合冬季怕冷、受寒易腹痛及宫寒的人群食用。

小贴士

湿热、阴虚火旺者少食。

胡椒生蚝汤

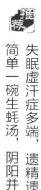

失眠虚汗症多端，遗精遗尿亦可见，
简单一碗生蚝汤，阴阳并补功效增。

口味	辛香
分量	3 人量
厨艺	煮
厨具	砂锅

胡椒

食材

生蚝15只，猪肉少许，胡椒20粒，生姜50克，食盐、花生油适量。

做法

◈ 生蚝洗净；猪肉剁碎；胡椒打碎；生姜切丝备用。

◈ 热油起锅，爆香生姜与猪肉碎，再加入适量清水，大火煮10分钟；然后放入生蚝、胡椒再煮5分钟，调味即可。

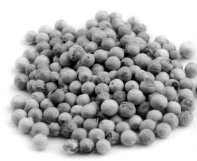

专家点评

生蚝肉性平、味咸甘，具有养血安神、补虚损的功效，对于心神不安、失眠、虚汗不止、虚性遗精及遗尿都有一定的治疗效果。搭配胡椒、生姜煮汤，一可去生蚝的腥味，二可与生蚝肉相辅相成，阴阳并补，尤其适合肾虚遗精、遗尿、失眠、虚汗的人士食用。

小贴士

脾胃虚寒人群食用时，可多加胡椒及生姜。

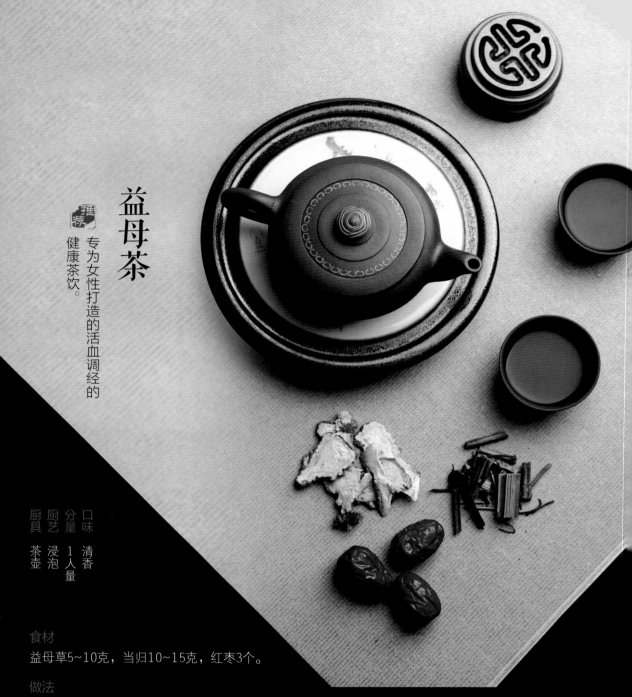

益母茶

专为女性打造的活血调经的健康茶饮。

厨具 厨艺 分量 口味
茶壶 浸泡 1人量 清香

食材

益母草5~10克，当归10~15克，红枣3个。

做法

❂ 食材洗净，放入茶壶内，加开水浸泡25分钟，即可饮用。

专家点评

　　益母草，其性味辛苦凉，具有活血、祛瘀、调经、利水的功效。搭配当归补血和血，调经止痛；红枣益气养血。该茶饮特别适合月经不调、痛经、瘀血体质的女性饮用。

小贴士

平素月经量多的女性经期慎饮，若觉茶饮偏苦，可加红糖调味。

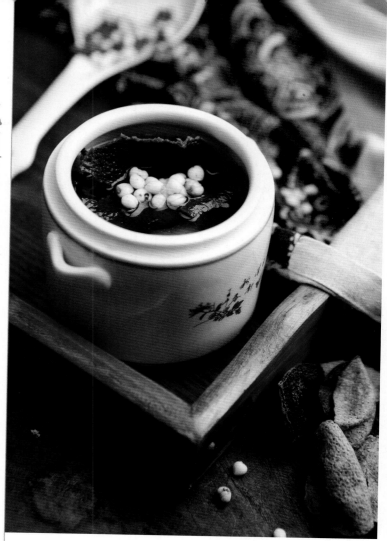

化痰陈皮饮

肺中顽痰久不化，
清肺润肺就靠它。

口味 清甜

分量 3人量

厨艺 炖

厨具 炖盅

食材

陈皮2瓣，川贝3~5克，冰糖适量。

做法

❖ 食材洗净，放入炖盅内，加适量清水，隔水清炖45分钟即可。

陈皮

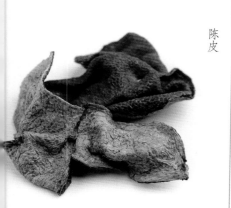

专家点评

川贝性凉、味甘，具有润肺止咳、化痰平喘的功效。陈皮陈久者佳，用陈皮炖汤，能助脾胃运化水湿，导胸中寒邪，破滞气。搭配冰糖清肺润肺，本品特别适合久咳久喘、肺中顽痰不化、平素喉中痰多不适及长期吸烟的人群饮用，也适用于大众保健。

小贴士

最好选用15年以上的陈皮，减少苦涩味。本品含糖量偏高，糖尿病患者慎食。

砂锅焗南瓜

冬季不可或缺的暖身素食。

厨具	厨艺	分量	口味
砂锅	焗	2人量	香甜

南瓜

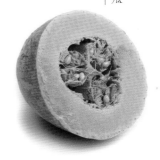

食材

南瓜500克，生姜100克，大蒜6个，大葱2根，大白菜叶2~3片，花生油、食盐、料酒、生抽、葱花适量。

做法

 南瓜连皮切块；大葱切段；生姜、大蒜拍烂；料酒、生抽、食盐用少量清水混匀备用。

 热油起锅，爆香生姜、大蒜、大葱，铺上大白菜叶，再铺上南瓜，倒入调味料，小火焖至南瓜熟透，起锅时撒上葱花即可。

专家点评

很多人觉得食用素食不如肉食暖身，所以冬季多选用肉食。但素食合理搭配和烹调后，也有暖身的功效。本菜品用了大量的姜、葱、蒜，并用砂锅焖焗南瓜。砂锅传热均匀，散热慢，有利于把姜葱蒜的辛热之气保留于南瓜当中，并且让膳食更加"葱味"。此菜品是冬季不可或缺的暖身素食，适合大众人群食用。

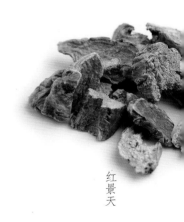

红景天

三红茶

冬季冷风吹头，寒凝血脉不流，活血更兼养血，头痛头晕不愁。

口味　香浓
分量　3人量
厨艺　浸泡
厨具　茶壶

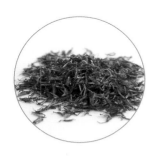

红花

食材

红花5~6朵，红景天10克，红枣5个（去核），枸杞子10克。

做法

◆ 食材洗净，放入茶壶中，加适量温开水浸泡10分钟，即可饮用。

专家点评

红花性温，味辛，归心肝两经，具有活血通络、祛瘀止痛的功效。红景天性寒，味甘涩，能补肾、理气养血，服用让人轻身益气、延年益寿。搭配红枣、枸杞子补血养血。四物共用，特别适合血虚血瘀、头目失养所致的头冷、头痛、头晕等症状的人群饮用。

小贴士

有出血倾向者和孕妇不作推荐。

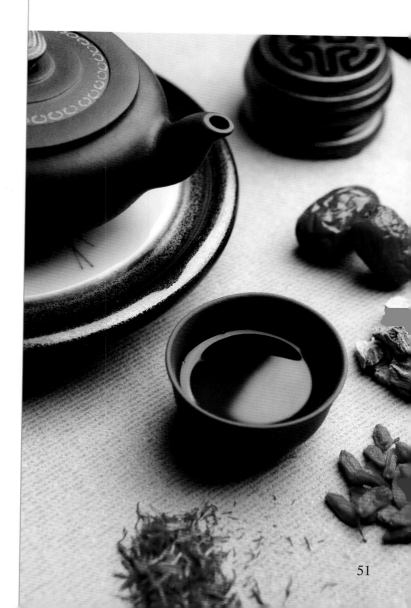

清汤山药牛腩

建脾胃。益气血的独特美味。

口味　香浓
分量　3人量
厨艺　焖、煲

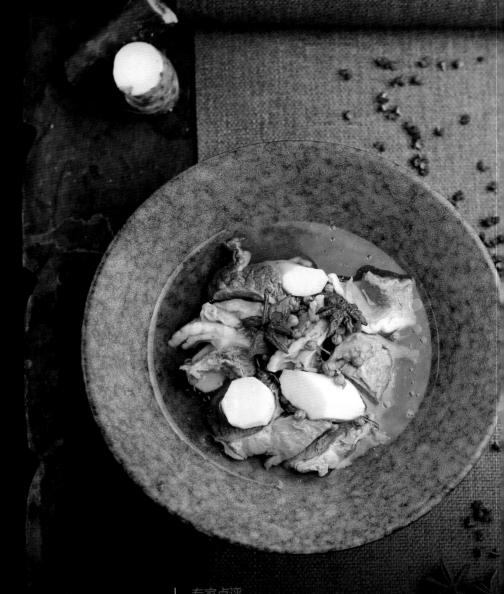

（材料）

牛腩500克，鲜淮山300克，花椒、八角、食盐各适量。

（做法）

鲜淮山切块；牛腩切块洗净，焯水备用。

将牛腩、花椒、八角放入高压锅中，加水焖焗30分钟；再转至砂锅内，加适量清水，大火烧开后，入鲜淮山，煲至鲜淮山熟透，调味即可。

专家点评

上好的牛腩肉质鲜红，带有筋膜，煮后软不韧，能养颜美容，是经典的粤菜食材。《医林要》记载："牛肉味甘，专补脾土，脾胃者，后气血之本，补此则无不补矣。"牛肉搭配补益脾的淮山，成就了一道健脾肾、养气血、补营养、免疫的膳食，适合大众人群食用。

小贴士

湿热体质人士可把淮山换成白萝卜。

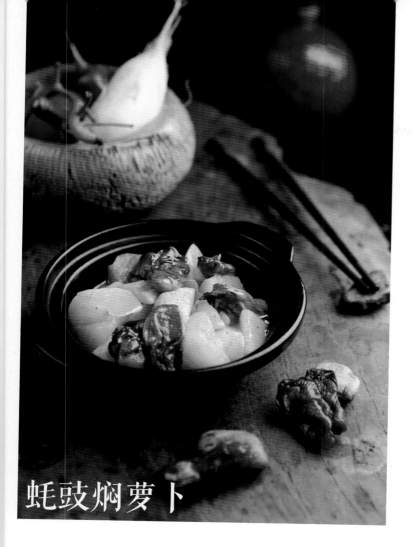

蚝豉焖萝卜

口味　香浓
分量　3人量
厨艺　焖
厨具　砂锅

瑞雪兆丰年，春来更安康。

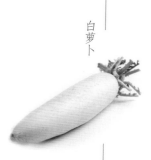

白萝卜

食材

蚝豉8~10个，白萝卜1个，生姜3~5片，花生油、食盐、蚝油适量。

做法

❧ 蚝豉泡发，洗净沥干；白萝卜去皮切块备用。

❧ 热油起锅，爆香生姜、蚝豉，放入白萝卜，加适量食盐、蚝油和清水，大火烧开转小火焖制50分钟，即可食用。

专家点评

　　从中医养生而言，冬季重在收藏。俗语说"瑞雪兆丰年"，说的便是大雪把自然的阳气封藏于地下，孕育谷物而来年丰收。取类比意，此菜品以蚝豉滋阴降火补肾之功效，收藏人体的阳气，以求来年身健。白萝卜则是取其引气下行之意，而有利于收藏。此菜品适合大众冬日保健食用。

小贴士

　　服用人参期间不宜食用白萝卜；体质虚寒者可多放生姜和胡椒。

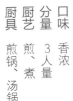

当归补血是名方，善治虚劳功效强，今变普通家常菜，功效不变味更香。

口味　香浓

分量　3人量

厨艺　煎、煮

厨具　煎锅、汤锅

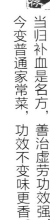

当归

当归补血焗乳鸽

食材

乳鸽1只，当归30克，北芪30克，红枣3个（去核），生姜、葱花、花生油、食盐适量。

做法

◈ 乳鸽斩件洗净，沥干；生姜切片备用。

◈ 汤锅内放入当归、北芪和红枣，加水煮沸后，转小火煮20分钟熬成汤汁；待汤汁冷却至常温后，放入乳鸽浸泡半小时以上，捞起备用。

◈ 热油起锅，爆香生姜、葱，放入乳鸽煎至表皮金黄，再加入汤汁小火焗熟，撒上葱花，调味即可。

专家点评

　　当归补血汤是古代医家李东垣所创造的一个方剂，由北芪和当归两味药组成，具有益气生血的功效，多用于治劳倦内伤、气血虚弱。鸽肉性平味咸，能滋肾益气、补血调经。经药汤烹制后，鸽肉更加鲜美，特别适合气血亏虚、月经量少的人士及大众人群食用。

小贴士

　　本汤品重在补益气血，实热明显者不宜多食。

北芪

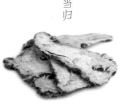

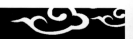

盐焗肉桂猪腰

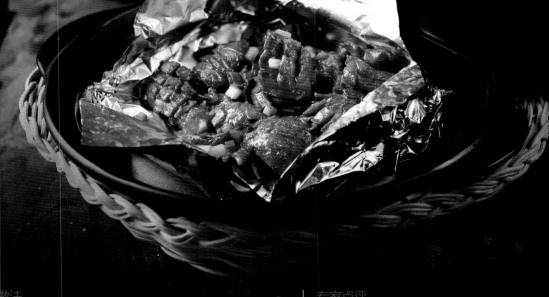

肾虚不适表现多，以形补形效最妥，盐焗肉桂火归元，补肾养生常吃我。

口味	香辣
分量	3人量
厨艺	炒、焗
厨具	炒锅、砂锅

食材

猪腰2～3个，洋葱半个，红辣椒1只，生姜30克，肉桂3克，食盐、花生油、麻油、生粉、胡椒粉、葱花适量。

做法

- 生姜切片；洋葱切丝；红辣椒去籽切圈；猪腰沿腹侧剖开，剔除白色筋膜，洗净，用生粉、食盐腌制后，再次冲洗，重复几次直至异味消除，切片备用。
- 热油起锅，爆香生姜、洋葱、红辣椒，入猪腰大火爆炒至七成熟；加入食盐、胡椒粉、麻油及肉桂，翻炒均匀后，把猪腰铲到锡纸上，包好。
- 砂锅内加入粗盐，中火炒热，把用锡纸包好的猪腰埋入粗盐中，小火焗制15分钟，起锅时撒上葱花即可。

专家点评

猪腰能补肾气，可治久病体弱、肾虚所致的腰酸痛、四肢乏力。肉桂性热，味辛甘，补元阳、暖脾胃、除积冷、通经脉。洋葱、红椒、生姜能去猪腰的腥味，且温中和胃。咸味入肾，以盐焗的方式，加强菜品补肾及肉桂引火归元的功效。本品适合冬季腰酸冷痛、四肢无力及肾虚所引起夜尿频多等症状的人群食用。

小贴士

阴虚及湿热体质人群慎食。

天时人事日相催
冬至阳生春又来

冬至

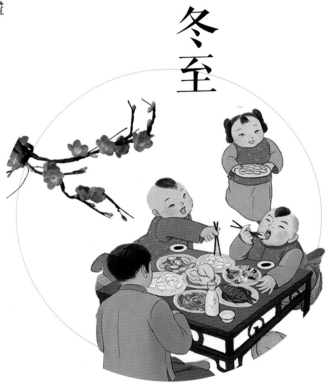

冬至为冬季的第四个节气。古人认为，斯时阴气始至明，阳气之至，日行南至，北半球昼最短，夜最长也。冬至当天太阳直射南回归线，进入一年中最冷的数九寒天。冬至之后，意味冬季过半，在九九八十一天之后，即将迎来春天。

代表寓意： 冬天过半。

节气开端： 每年的12月22日前后。

气候特点： 气温较低，日照稀少。

节气养生： 冬至为四季中阳气潜藏至深之时，然而物极必反，阳气降极而升，故冬至意为敛藏，却有萌升之势。起居宜早卧晚起，去寒就温。缓和而动为宜，忌大汗淋漓，冒犯寒威。配合"三九天灸"及膏方调养，有助来年厚积薄发。情志上需心平气和，气定神怡。饮食应滋补有度，配以行气、消滞、健脾、理气之品，避免蛮补而伤脾败胃。

推荐食材： 羊肉、当归、马蹄、竹蔗等。

推荐药膳： 当归生姜羊肉汤、马蹄竹蔗浸羊肉片、石斛陈皮生姜煲水鸭等。

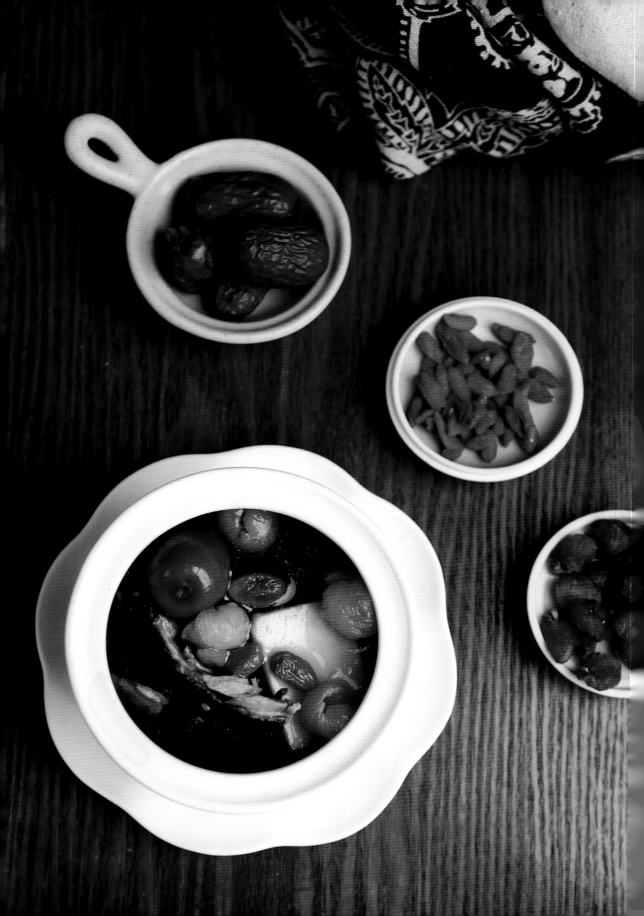

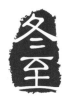

红杞养颜乌鸡汤

乌鸡白凤炼成汤，再加枣杞桂圆尝，益气养血兼安神，面色红润喜洋洋。

口味　清甜
分量　3人量
厨艺　煲
厨具　汤锅

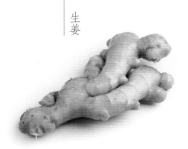

生姜

食材

乌鸡半只（约750克），枸杞子15克，桂圆肉20克，红枣6个，生姜3~5片，食盐适量。

做法

- 乌鸡斩件，洗净焯水；红枣去核备用。
- 锅内加水煮沸，放入所有食材，大火烧开转小火煲1小时，调味即可。

专家点评

　　乌鸡具有补虚劳羸弱、养血益精的功效。红枣补中益气、养血安神；枸杞子滋肝养肾；桂圆肉益气补血、安神定志。此汤品适合工作压力大，白天困倦、夜晚失眠的人士，也适合面色淡白、月经量少的女性食用。

小贴士

　　肝炎活动期、感染性疾病发作期、湿热体质人群不作推荐。

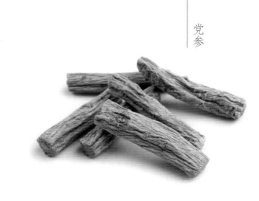

党参

推荐

古方作膳食，冬至来进补，养血又温阳，来年身体好。

口味　香浓
分量　3人量
厨艺　煮
厨具　汤锅

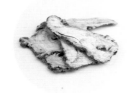

当归

当归生姜羊肉汤

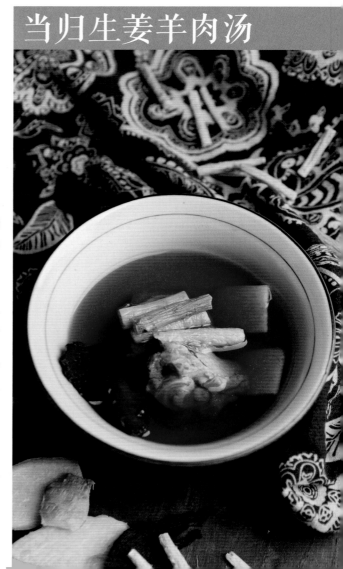

食材

羊肉300~400克，当归30克，党参15克，生姜3片，胡椒、食盐适量。

做法

◆ 羊肉斩块，洗净焯水。

◆ 锅内加水煮沸，放入所有食材，大火烧开转小火煮1小时，至羊肉熟烂，调味即可。

专家点评

当归羊肉汤源于中医古籍《伤寒杂病论》。羊肉性温、味甘，温补脾胃，可用于治疗脾胃虚寒所致的反胃、身材瘦弱、畏寒等症状；也能温补肝肾，治疗腰膝酸软、冷痛等肾阳虚的症状。搭配活血养血的当归，对畏寒、手足冷、虚弱者尤为适合。

小贴士

本品重在温补，口干口苦、大便干结、舌苔黄厚腻者不宜。

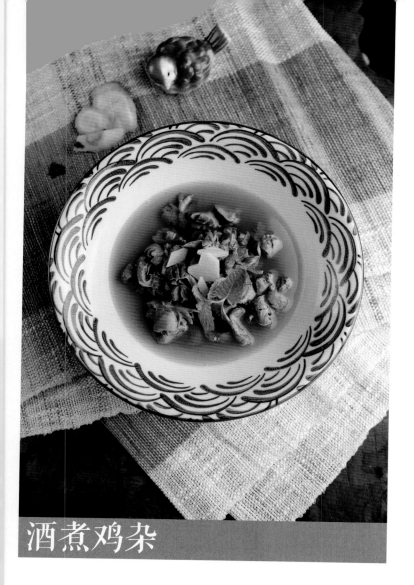

黄酒入膳不醉人，鸡杂原是营养库，两者结合相成辅，暖身驱寒不求人。

口味　香浓
分量　3人量
厨艺　煮
厨具　炒锅

鸡心

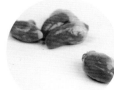

酒煮鸡杂

食材

鸡肾、鸡心各100克，黄酒3两，生姜50克，花生油、食盐、红糖适量。

做法

❖ 生姜拍碎；鸡肾切花，同鸡心洗净，焯水备用。

❖ 热油起锅，爆香生姜，放入鸡肾、鸡心炒香。

❖ 加入黄酒，焖煮10分钟，再入适量食盐和红糖调味即可。

专家点评

　　黄酒气味醇香，能养血祛寒、活血通经。经过烹调后的黄酒，挥发了酒精，不易醉人，却保留了驱寒之力，最适合冬季暖身之用。鸡肾、鸡心中含有维生素A、维生素D、维生素B族和微量元素，偶尔进食能平衡营养。搭配温中和胃的生姜，使整个菜品能温阳通络、益气养血，特别适合头痛怕风、关节酸痛、失眠心悸、四肢冰冷的阳虚体质人群食用。

小贴士

　　湿热体质人群不宜多食；酒精过敏者慎食。

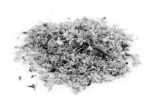

桂花

口味　醇甘
分量　3人量
厨艺　煮
厨具　砂锅

远闻桂花兼酒香，近似红梅雪中放，
入口滑嫩甜如蜜，化身美容第一方。

鸡蛋

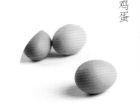

食材

酒酿500毫升（2碗），枸杞子15克，桂花1~2克，红枣3~5个，鸡蛋2只，冰糖或红糖适量。

酒酿枸杞蛋白羹

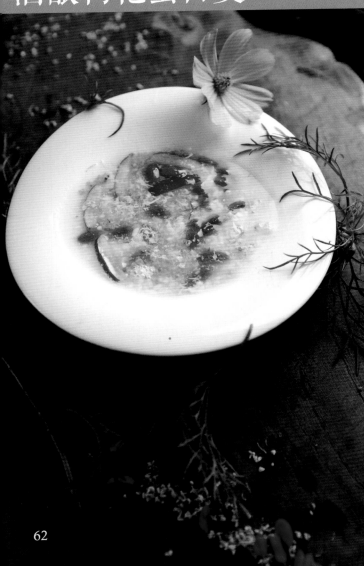

做法

❀ 红枣去核切丝；鸡蛋去蛋黄，留蛋清备用。

❀ 锅内加入酒酿和适量清水，大火烧开后，放入枸杞子、红枣煮10分钟。

❀ 再加入冰糖或红糖调味，熄火，倒入蛋清搅拌均匀，撒上桂花，即可食用。

专家点评

　　酒酿可益气、生津、活血、散结、消肿。枸杞子滋补肝肾。桂花甘温，散寒暖胃、润泽肌肤、提神悦心。搭配蛋清，菜品口感嫩滑，营养丰富，既可作早餐，又可当饭后甜品，美容又健康，尤其适合爱美的女士食用。

小贴士

　　糖尿病患者去糖加盐，酒精过敏者慎食，餐后不宜驾驶。

核桃栗子猪腰汤

以形补形，补肾壮阳，尤其适合肾亏早泄、头发早白的男士。

厨具	厨艺	分量	口味
汤锅	煲	3人量	清甜

栗子

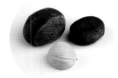

核桃

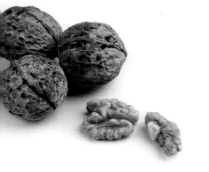

食材

猪腰1对，猪瘦肉100克，栗子100克，核桃肉50克，生姜3片，陈皮1瓣，食盐、生粉适量。

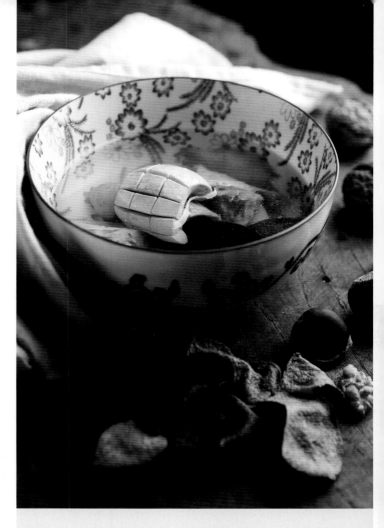

做法

◈ 猪腰沿腹侧剖开，剔除白色筋膜，洗净，用生粉、食盐腌制后，再次冲洗，重复几次直至异味消除。

◈ 栗子温开水浸泡，去衣；猪瘦肉切块，同猪腰焯水，冲洗，除去浮沫备用。

◈ 锅内加水煮沸，放入所有食材，大火烧开转小火煲1小时，调味即可。

专家点评

猪腰取"以形补形"之意，具有补肾气、通膀胱的功效。核桃性温、味甘，补肾益精；栗子性平、味甘，益气健脾。搭配温中理气的生姜、陈皮，该汤品能补肾壮阳，尤其适合肾亏早泄、头发早白的男士。

小贴士

汤性偏温补，心烦气躁、口干口苦、口气重、大便干结等体热者少食。猪腰嘌呤较高，尿酸偏高者不作推荐。

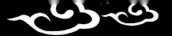

马蹄竹蔗浸羊肉片

冬季进补易上火，试试膳食"清补凉"。

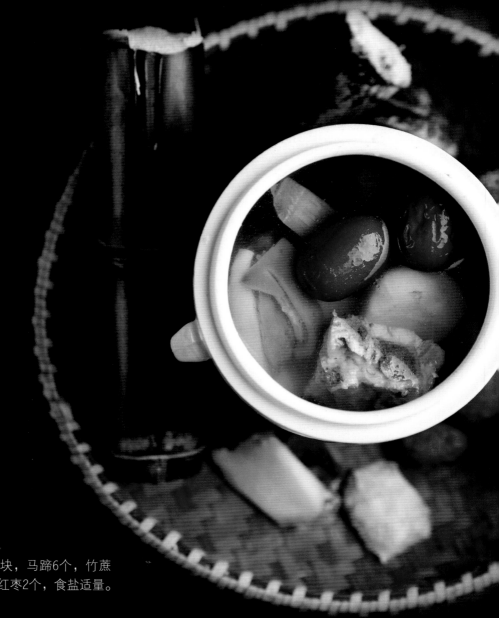

厨具	厨艺	分量	口味
汤锅	煲	3人量	清甜

食材

羊肉300克，排骨2块，马蹄6个，竹蔗150克，生姜3片，红枣2个，食盐适量。

做法

◆ 羊肉洗净，切薄片；排骨斩段，洗净焯水备用。

◆ 锅内加水煮沸，放入马蹄、竹蔗、生姜、红枣及排骨，大火烧开后转小火煲40分钟。

◆ 再放入羊肉片浸煮5分钟左右，调味即可。

专家点评

　　竹蔗性凉、味甘，有益气补脾的功效。马蹄润肺化痰、调肠通便、清热生津。羊肉温补脾胃、养血温经。本汤补中有消，荤素相搭，清补平和，特别适合喜吃羊肉而又怕上火的人士食用。

小贴士

　　马蹄及竹蔗含糖量较高，糖尿病患者慎食。

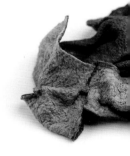

陈皮

口味　清淡
分量　3人量
厨艺　煮
厨具　砂锅

肠胃休养的选择。

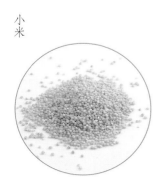

小米

陈皮小米粥

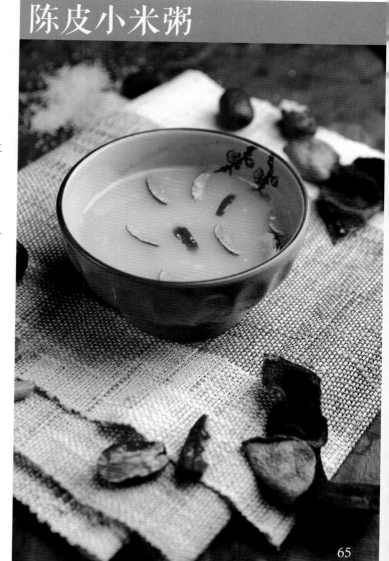

食材

小米150克，陈皮1瓣，红枣3个，生姜3片，食盐适量。

做法

◈ 红枣去核切丝备用。

◈ 把所有食材放入锅内，加水煮45分钟熬成粥。

◈ 粥熟去陈皮，调味即可。

专家点评

　　小米补中益气、养胃护脾。陈皮行气健脾，助消化吸收。红枣益气养血、健脾和胃。生姜和胃止呕。四物共成粥品，具有健脾益气、和胃的功效，尤其适合胃痛、食欲差及易患胃肠型感冒的人士食用。

小贴士

　　陈皮陈久者良，用五至十年以上的陈皮更佳。

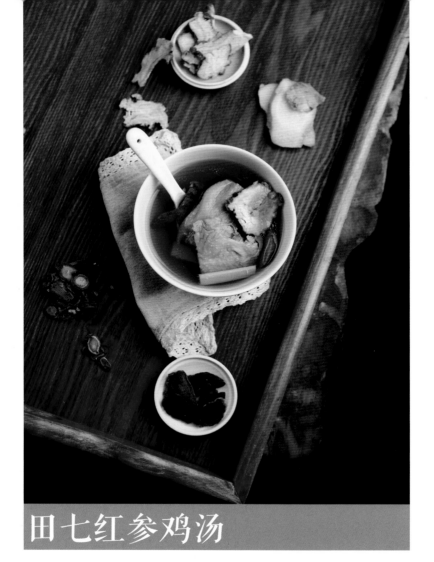

田七红参鸡汤

食材

鸡半只（约750克），田七9克，红参15克，当归10克，生姜3片，食盐适量。

做法

◆ 鸡斩块，洗净焯水备用。

◆ 将所有食材放入炖盅内，加入适量温开水，隔水清炖1.5小时，调味即可。

专家点评

　　田七性温、味甘苦，有活血化瘀、消肿止痛的功效。红参补气、益血、强心。当归补血活血。三药同用，搭配滋补佳品鸡肉，成就了一道有益气补血、活血化瘀的鸡汤。尤其适合瘀血体质、高脂血症、动脉粥样硬化的人士食用。

小贴士

　　本汤品活血化瘀之力强劲，孕妇忌食。血小板低下、有出血倾向者，也不作推荐。

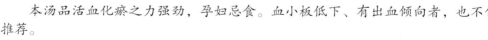

大力牛膝汤

推荐

风湿关节痛，祛湿强筋骨。

厨具	厨艺	分量	口味
汤锅	煲	3人量	浓郁

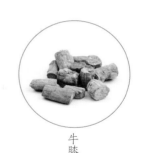

牛膝

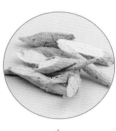

牛大力

食材

牛膝骨1个，牛膝15克，牛大力30克，杜仲30克，陈皮1瓣，食盐适量。

做法

- 牛膝骨斩块洗净，焯水备用。
- 锅内加水煮沸，加入所有食材，大火烧开转小火煲1.5小时，调味即可。

专家点评

牛膝骨取"以形补形"之意，能健骨强骨。杜仲、牛膝、牛大力均有祛除风湿、强壮筋骨的功效。陈皮能运脾胃、化湿浊、和百药，年份越久者良。此汤品适合关节困重、酸痛无力等湿气偏重的人士食用。

小贴士

体弱阴虚，表现为消瘦、五心烦热、夜里盗汗等症状的人士不宜食用；妇女妊娠及月经来潮时不作推荐。

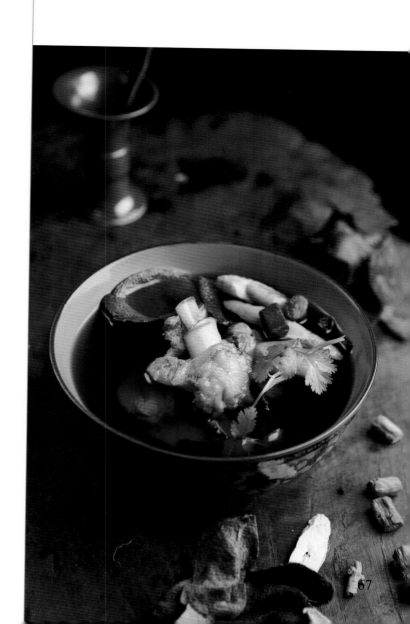

黄酒煮鸡

荐

温中养血，散寒通络，尤其适合产后体虚、手足冰冷的女士。

厨具	厨艺	分量	口味
炒锅	炒、煮	3人量	辛香

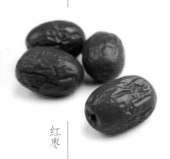

红枣

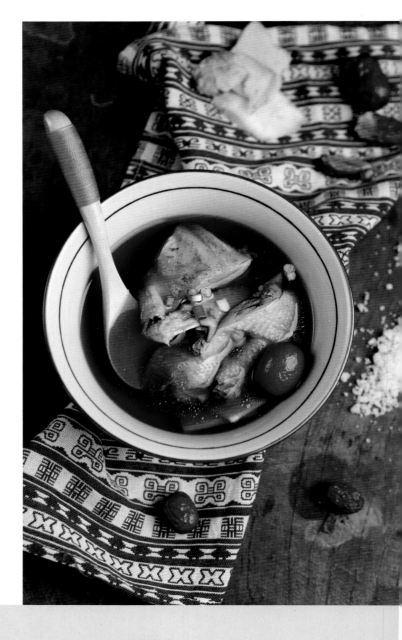

食材
鸡1只（约1500克），黄酒3~5碗，红枣5个，生姜3片，生抽、食盐、花生油、胡椒粉、葱花适量。

做法
◈ 鸡斩块洗净，用适量生抽、食盐、胡椒粉腌制10分钟；红枣去核切丝备用。

◈ 热油起锅，爆香生姜及鸡块，加入黄酒、红枣，大火烧开转小火煮10分钟左右；起锅时撒上葱花，调味即可。

专家点评
黄酒气味苦甘辛，有养血活血、通经祛寒的功效，能够促进血液循环及新陈代谢。搭配红枣、生姜，温中养血、散寒通络，该汤特别适合阳虚体质、产后体虚或经后易感冒、头晕的女士食用。

小贴士
本品偏温补，湿热体质人群不作推荐。

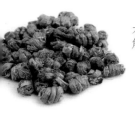
石斛

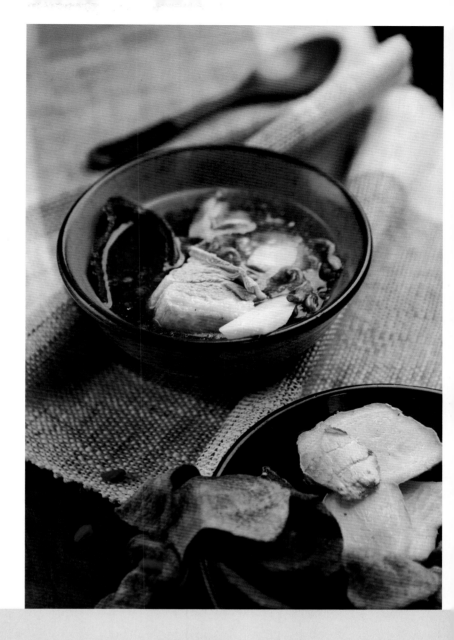

石斛陈皮生姜煲水鸭

石斛水鸭常相随，滋阴降燥效倍添，口腔溃疡尝一尝，日常保健亦成方。

口味　清甜
分量　3人量
厨艺　炒、煲
厨具　炒锅、汤锅

食材
水鸭1只（约750克），石斛10克，生姜5片，陈皮1瓣，花生油、食盐适量。

做法
◈ 水鸭去脏斩件，洗净焯水，沥干备用。
◈ 热油起锅，放入生姜、水鸭爆炒半分钟。
◈ 汤锅内加水煮沸，放入所有食材，大火烧开转小火煲1.5小时，调味即可。

专家点评
　　石斛、水鸭均为甘凉之品，有滋阴清热之效，同用功力倍增，故常见其相互搭配使用。生姜、水鸭同炒，能减少水鸭的寒性。加入理气健脾的陈皮，增强中焦运化之力，用滋阴之品而不碍脾胃。此汤特别适合于平素易口腔溃疡、大便干结、口干舌燥的人群食用。

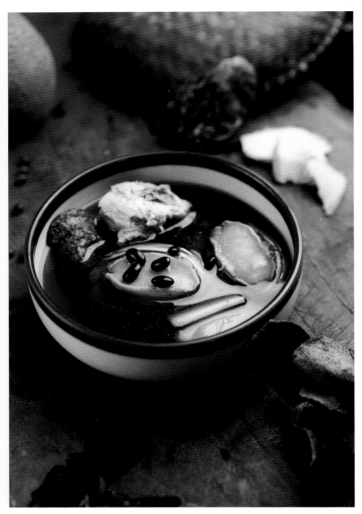

黑豆熟地鲍鱼汤

熬夜久视肝血伤，初无不适如平常
久则眼干视不清，养肝明目此方尝

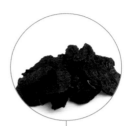

熟地黄

厨具	厨艺	分量	口味
汤锅	煲	3人量	清甜

食材

鲍鱼3~5只（带壳），猪脊骨250克，黑豆50克，熟地黄30克，陈皮1瓣，生姜、食盐适量。

黑豆

做法

◈ 猪脊骨斩件，洗净焯水；鲍鱼去肠，连同外壳一起洗净；黑豆泡软备用。

◈ 锅内加水煮沸，放入所有食材，大火烧开转小火煲1小时，调味即可。

专家点评

　　鲍鱼性温、味甘咸，其壳即中药石决明。鲍鱼有滋阴清热、养肝明目的功效。熟地黄、黑豆滋补肾水，取滋水涵木之意。生姜、陈皮行气和中。各物相配，此汤品尤其适合经常熬夜，耗损肾气以致肝肾亏虚、阴虚火旺的人士食用。也适用于长期于电脑前工作，用眼过度而致眼睛干涩、易红的人群。

小贴士

　　本品滋阴清热，阳虚之人少食，或烹调时多放生姜。

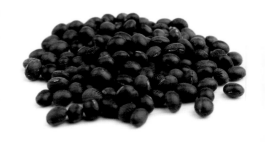

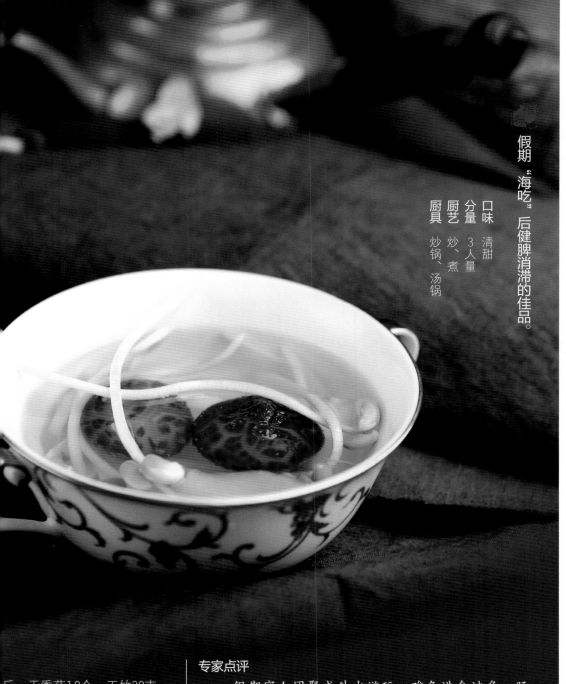

假期"海吃"后健脾消滞的佳品。

口味　清甜
分量　3人量
厨艺　炒、煮
厨具　炒锅、汤锅

……斤，干香菇10个，玉竹30克，
……克，胡椒15粒，花生油、食
……适量。

……打碎；生姜切片；干香菇泡发
……起锅，爆炒生姜、黄豆芽，加
……白酒和清水，放入香菇、玉
……胡椒，大火烧开后转小火煮45
……调味即可。

专家点评

　　假期家人团聚或外出游玩，难免进食过多，肠胃不堪重负，而出现胃腹胀满、口气重等消化不良的症状。此时享用一款美味的素食最合适不过。因食积常会蕴热，虽为冬天，也不妨使用清凉之品，如黄豆芽、玉竹等，养阴清热生津。搭配生姜、胡椒，即可防寒凉之弊。素汤中的鲜味多来源于香菇，香菇本身也有健脾开胃之效，故可多用香菇。

小贴士

　　香菇的嘌呤较高，尿酸高、痛风发作期人群不宜食用。

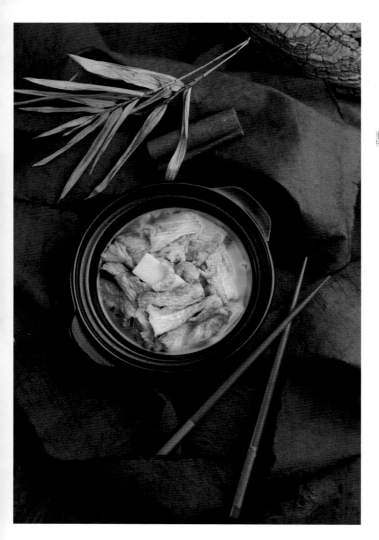

大白菜豆腐煲五花肉

推荐 荤素新搭配，美味又营养。

口味	甘甜
分量	3人量
厨艺	煲
厨具	砂锅

食材

五花肉250克，虾米、火腿少许，豆腐1~2块，大白菜1棵，生姜3片，生抽、食盐适量。

大白菜

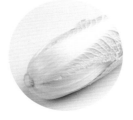

虾米

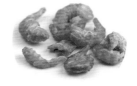

做法

- 豆腐切成小块；五花肉洗净，放入开水中煮10分钟，捞起过冷，切片备用。
- 锅内放入虾米、火腿、生姜，加适量清水，大火煮15分钟；再放入大白菜、豆腐及五花腩，加适量生抽和食盐，小火煲30分钟即可。

专家点评

大白菜质地柔软，富含纤维，能促进胃肠蠕动，保持大便通畅。五花肉肥瘦参半，能补肾养血、滋阴润燥、濡养肌肤。搭配豆腐、虾米、火腿熬鲜，使菜品鲜美而富含营养，适合大众人群食用。

小贴士

血脂高症人群不宜多食。

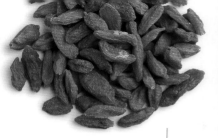

枸杞子

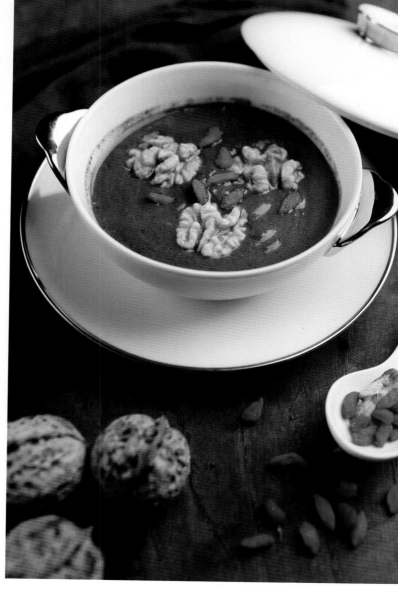

核桃芝麻枸杞糊

推荐 补肾益精，给肾虚的他补一补。

口味　香甜
分量　3人量
厨艺　煮
厨具　搅拌机、砂锅

食材

黑芝麻粉150克，核桃肉100克，枸杞子30克，红糖适量。

做法

◈ 把核桃肉用搅拌机打碎；黑芝麻粉用凉开水打糊备用。

◈ 锅内放入黑芝麻糊，加适量温开水，小火烹制，边煮边搅拌，再加入核桃肉、枸杞子，煮成糊状，加红糖调味即可。

专家点评

黑芝麻性平、味甘，能补肝肾、益精血、润肠燥；核桃补肾强腰；枸杞子滋肾养血。三物合用，此甜品具有滋补肾精、固涩精气、强身健体的功效，能改善肾虚所致的头晕目眩、耳鸣、腰膝酸软、遗精、早泄、便秘等症状。

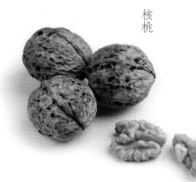

核桃

小贴士

糖尿病患者去糖。

寒从一夜锥心起
竟是冬深力不扶

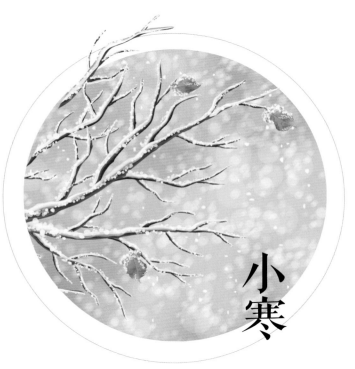

小寒

小寒为冬季的第五个节气。古人认为，时天气渐寒，尚未大冷，故为小寒。此处所言，大寒应比小寒冷之更甚，但历年气象记录表明，小寒的气温多低于大寒。进入小寒时节，意味着进入一年中最寒冷的阶段。

代表寓意：一年最寒冷之时。

节气开端：每年的1月6日前后。

气候特点：寒风刺骨、千里冰封、天寒地冻。

节气养生：小寒虽冷，但阳气已升，宜敛阴护阳，顺阳气升发之势，以御严寒。起居上"必待日光"，待阳出后再户外舒展活动。户内取暖者，切勿温度过高，保证空气湿度，以免伤阴。情绪安宁，畅达乐观，节欲望、止声色，避烦免扰。饮食上以温阳、祛风、散寒为主，配以辛热之品，五谷相搭，驱寒逐邪。

推荐食材：猪肚、胡椒、黑豆、莲子、芝麻等。

推荐药膳：白胡椒煲猪肚汤、祛风止痛鱼头汤、腊八粥等。

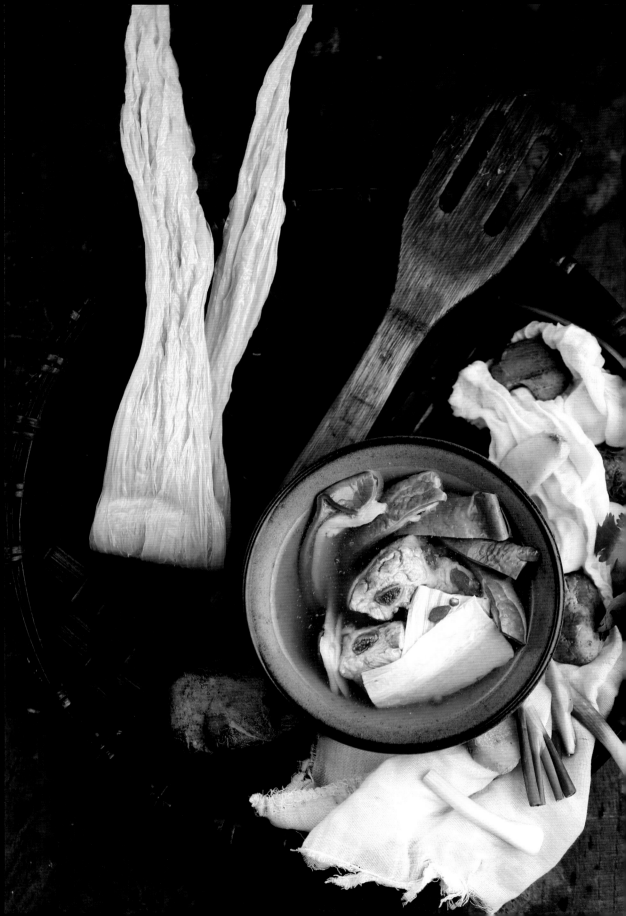

白胡椒煲猪肚汤

摸摸肚子冷冰冰，进食寒凉腹泻频，温中开胃猪肚汤，再加胡椒散中寒。

口味　辛香
分量　3人量
厨艺　煲
厨具　汤锅

生姜

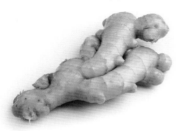

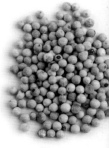
胡椒

食材

猪肚1只，排骨150克，腐竹30克，胡椒30~40粒，生姜3片，枸杞子、白芝麻、食盐、生抽适量。

做法

◈ 胡椒打碎；排骨斩段；猪肚里外翻转，加食盐、生粉反复揉搓，再冲洗干净，重复3次以上，同排骨焯水备用。

◈ 锅内加水煮沸，放入猪肚、排骨、腐竹、胡椒、枸杞子和生姜，大火烧开转小火煲1.5小时，加食盐调味。

◈ 捞起猪肚，切条装盘，撒上白芝麻，蘸酱食用。

专家点评

　　猪肚性温，适用于虚劳消瘦、胃寒食欲不振、脾虚泄泻及儿童疳积。胡椒辛温，温中散寒、醒脾开胃。生姜温中和胃。该汤品对心腹冷痛、肠鸣腹泻及胃寒所致的消化不良有很好的缓解作用。

小贴士

　　阴虚火旺者少食。

核桃淮山猪蹄筋汤

滋阴填精，补肾健脑。

口味　香浓
分量　3人量
厨艺　煲
时间　1.5小时
厨具　汤锅

淮山

核桃

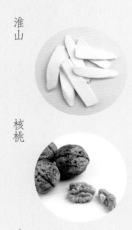

食材

干猪蹄筋50~100克，猪瘦肉150克，核桃肉50克，淮山50克，陈皮1瓣，食盐、葱花适量。

做法

◆ 猪瘦肉切块，洗净焯水；干猪蹄筋冷水浸泡2小时后捞起，放入锅中，加清水煮沸，熄火，待水温降至常温后，捞出猪蹄筋，清洗切段。

◆ 锅内加水煮沸，放入所有食材，大火烧开转小火煲1.5小时，起锅时撒上葱花，调味即可。

专家点评

猪蹄筋含有大量的胶原蛋白质，是上好的滋补品。核桃补肾、益精、健脑，淮山补脾肺、益肾精，搭配理气、健脾化痰的陈皮，以防高汤滋腻。整个汤膳有滋阴填精之效，乃冬令进补助藏之佳选。尤其适用于久病面色萎黄、腰膝乏力、疲劳倦怠、精血亏虚的人士食用。

小贴士

近期感冒者或痰湿体质人群不宜食用。

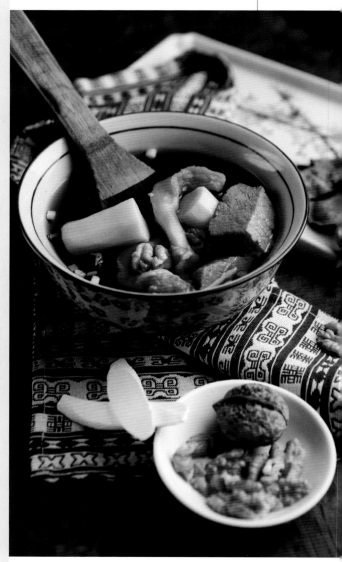

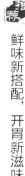

鱼羊鲜汤

推荐

鲜味新搭配，开胃新滋味。

口味　鲜香
分量　3人量
厨艺　煎、煮
厨具　煎锅、汤锅

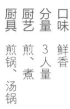

番茄

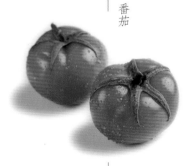

食材

白鲫鱼1条，羊肉250克，番茄1个，葱花、生姜、胡椒、花生油、食盐适量。

做法

◆ 白鲫鱼宰好，洗净沥干；羊肉洗净切片，焯水去浮沫；番茄切块；胡椒拍碎备用。

◆ 热油起锅，放入生姜、白鲫鱼，煎至鱼两面金黄后，加入适量温开水和胡椒，大火烧开转小火煮至鱼汤成乳白色。

◆ 连鱼带汤倒入汤锅中，大火烧开，放入番茄煮5分钟后，再入羊肉煮熟，撒上葱花，调味即可。

专家点评

"鲜"字由"鱼"字和"羊"字组合而成，源于古人烹调时，发现鱼羊相配，不仅能消除羊肉的膻味，还鲜味无穷，故成"鲜"字。白鲫鱼多骨，但味道鲜美，搭配番茄做成的酸甜的鱼汤，喝汤之余，品尝鲜嫩的羊肉，胃口大开，适合大众食用。

小贴士

可把鲫鱼用纱袋装起再煮汤，以防骨刺；羊肉可选里脊肉，鲜嫩多汁。

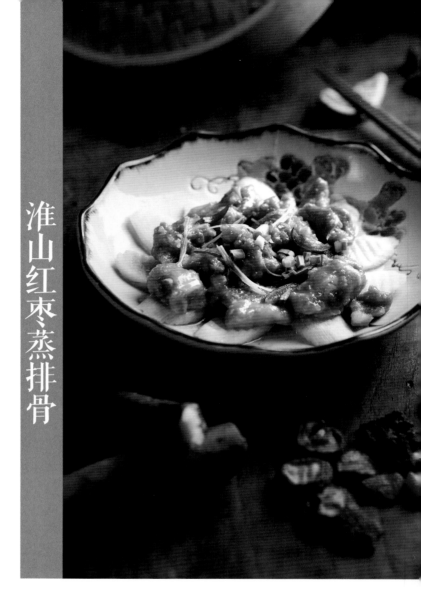

淮山红枣蒸排骨

家常蒸排骨，红白来相衬，
既能悦颜色，亦能补脾肾。

口味　香甜
分量　3人量
厨艺　蒸
厨具　蒸锅

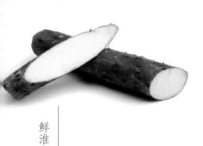

鲜淮山

食材

排骨250克，鲜淮山200克，红枣3个，生姜10克，XO酱、生抽、花生油、生粉、葱花适量。

做法

❀ 红枣去核切丝；鲜淮山去皮切片；生姜剁蓉；排骨砍块洗净，加入生姜蓉、XO酱、生抽、花生油、生粉腌制备用。

❀ 鲜淮山铺于碟上，再铺上排骨，放上红枣丝、葱花，隔水蒸10分钟即可。

专家点评

　　中医认为，淮山入肺、脾、肾经，有益气养阴、健脾补肾的功效。红枣补中益气、养血安神。两者均有补益功效，性味也相对平和。红白相配，成就了一道颜色靓丽的家常菜，适合大众人群冬季进补食用。

红枣

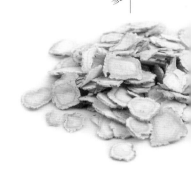

生晒参

压力大，思考多，喝碗参汤提提神。

厨具　炖盅

厨艺　炖

分量　3人量

口味　甘香

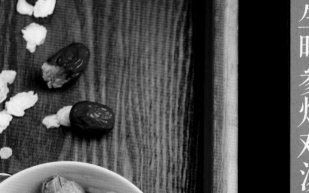

生晒参炖鸡汤

食材

鸡半只（约750克），生晒参15克，红枣3个（去核），生姜3片，食盐适量。

做法

- 鸡斩件，洗净备用。
- 把所有食材放入炖盅内，加适量清水，隔水清炖1.5小时，调味即可。

专家点评

　　生晒参是未经炮制的人参干品，性平味甘苦，具有益气生津、补气提神的功效。搭配养血补血的红枣，使该汤气血双补，适合平素工作压力大，劳动时间长、强度大及用脑过度的人群食用。

小贴士

　　湿热人士不宜。

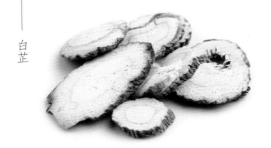

白芷

口味　香浓

分量　3人量

厨艺　煎、炖

厨具　煎锅、炖盅

祛风湿、止头痛、散表寒，尤其适合风寒头痛
及经期头痛的人士。

祛风止痛鱼头汤

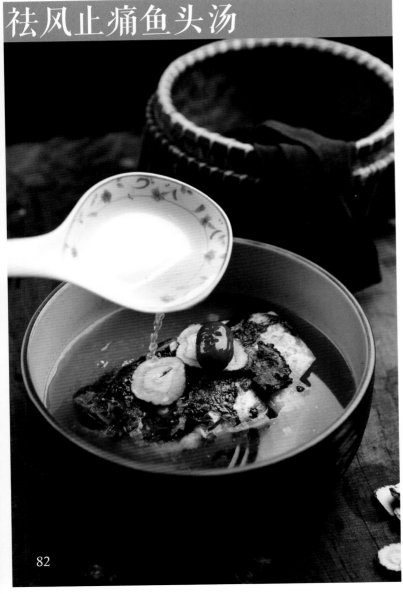

食材

大鱼头1个，川芎12克，白芷12克，红枣6个（去核），生姜3片，食盐、花生油适量。

做法

◈ 鱼头对半切开，洗净沥干备用。

◈ 热油起锅，放入鱼头煎香，加适量温开水，大火烧开转小火煮15分钟，至鱼汤变乳白色。

◈ 连鱼带汤放入炖盅内，放入其他食材，隔水清炖1小时，调味即可。

专家点评

　　鱼头取"以形补形"之意。川芎活血行气、祛风止痛。白芷解表除湿止痛。生姜、红枣养胃和中。整个汤膳具有祛风湿、止头痛、散表寒的功效，适合平素容易患偏头痛、风寒头痛、血管神经性头痛等症状的人士食用，也适用于女性月经前后头晕、头痛等。

小贴士

　　肝火头痛、风热头痛、身体燥热等阴虚火旺者不宜。

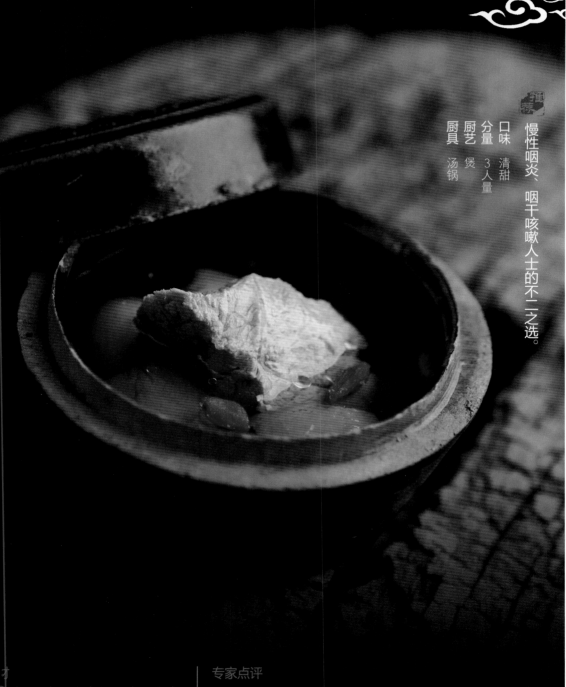

南北杏清肺汤

慢性咽炎、咽干咳嗽人士的不二之选。

口味　清甜
分量　3人量
厨艺　煲
厨具　汤锅

才

瘦肉300克，南杏仁15克，北杏
5克，蜜枣3个，枇杷叶15克，
姜3片，枸杞子、食盐适量。

瘦肉切块，洗净焯水。
锅内加水煮沸，放入所有食
才，大火烧开转小火煲1小时，
调味即可。

专家点评

　　北杏味苦，南杏味甜，两者均能止咳平喘，煲汤时常常同用，口感互补，加强其功效。枇杷叶降逆止咳的作用强劲，但味道较苦，不宜用过多。搭配清甜的蜜枣，此汤口味适中，不会过于苦涩。本品适合气温波动较大而致呼吸道不适，或平素有咽干咽痒、喉咙痛、痰多等症状的咽炎人士食用。

小贴士

　　阳虚人士及脾虚泄泻、便溏者，可加陈皮1瓣。

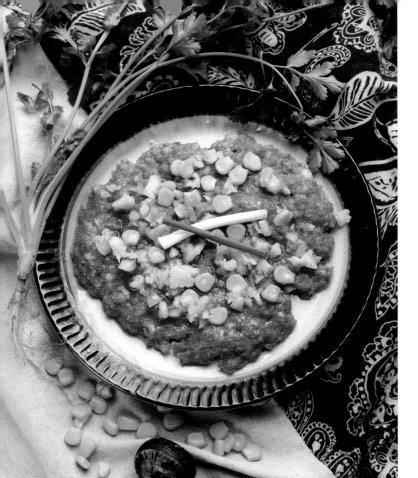

马蹄肉饼

马蹄原是夏日尝，奈何冬季易上火，故在此时亦可用，不拘一格用食材。

口味　清淡
分量　3人量
厨艺　蒸
厨具　蒸锅

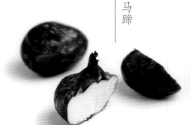

马蹄

食材

猪瘦肉250克，马蹄6~8个，玉米粒少许，花生油、食盐、生抽、生粉适量。

做法

◈ 马蹄削皮洗净，与猪瘦肉一同剁碎，加入花生油、食盐、生抽和生粉，搅拌均匀后平铺于碟上，用筷子在肉饼上戳出几个透气孔。

◈ 撒上玉米粒，隔水蒸熟即可。

专家点评

马蹄鲜嫩、爽脆、多汁，其性凉味甘，归肺、胃经，可清热生津、利咽化痰。用马蹄蒸制肉饼，口感清爽，回味无穷，尤其适合冬季进补太过，以致上火而见口干咽燥、饮水不解的人士食用。

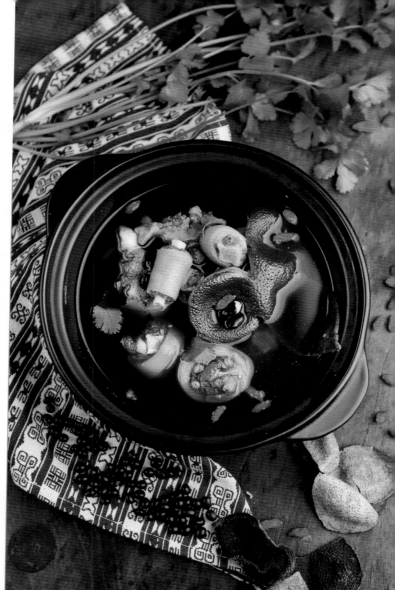

黑豆煲牛尾

补肾补血的美味汤品，尤适合腰膝酸痛、夜尿频多的人士。

口味　香浓
分量　3人量
厨艺　煲
厨具　高压锅、汤锅

陈皮

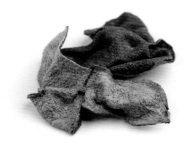

食材

牛尾1条，黑豆50~100克，陈皮1瓣，生姜3片，枸杞子、食盐适量。

做法

❖ 牛尾刮净毛发，斩段洗净，放入高压锅中，加适量清水、生姜，煮10~15分钟。

❖ 把牛尾连同汤汁一起放入汤锅中，加入黑豆、陈皮、枸杞子和适量温开水，大火烧开转小火煲1.5小时，调味即可。

专家点评

牛尾取"以形补形"之意。黑豆，色黑，形如"腰子"，可入血分、入肾，能补肾活血利水。以陈皮运脾胃、化湿浊，生姜温中和胃，该汤品具有补肾、强筋骨的功效，对于肾虚而见腰膝酸软、夜尿频多的人士尤为适合，为冬季补肾的佳品。

小贴士

超重、湿热体质人群不作推荐。如觉油腻，可加胡萝卜100克同煮。

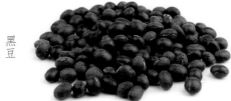
黑豆

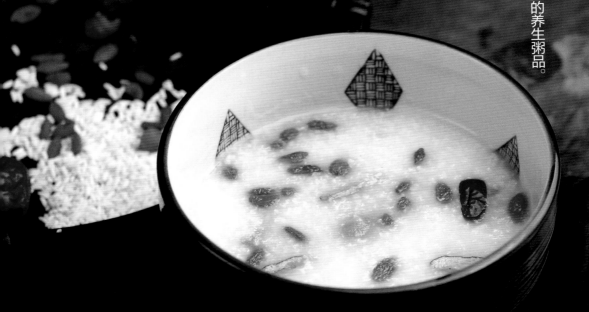

温养粥

一款冬季暖胃补益的养生粥品。

口味　　清甜
分量　　3人量
厨艺　　煮
厨具　　砂锅

食材

白糯米100克，枸杞子25克，红枣10个，桂圆肉20克，红糖或食盐适量。

做法

◈ 白糯米洗净，温水浸泡2小时；红枣去核切丝备用。

◈ 锅内加水煮沸，放入白糯米，大火烧开后转小火煮1小时，边煮边搅拌，以防粘锅。

◈ 锅中加入红枣、枸杞子和桂圆肉，煮15~20分钟，调味即可。

专家点评

　　糯米性温、味甘，具有补中益气、健脾养胃的功效。搭配红枣、枸杞子和桂圆肉，既能增加粥品的香甜，也能起到补益气血的作用。该粥品养胃暖胃，益气补血，适合大众保健食用。

小贴士

　　外感初期，有发热、咳嗽咯痰等症状者不宜食用。

粉葛赤小豆鱼汤

性质平和的祛湿保健佳品。

厨具　煎锅、汤锅
厨艺　煎、煲
分量　3人量
口味　清甜

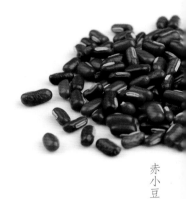

赤小豆

食材

大鱼尾1条，粉葛400克，赤小豆30克，蜜枣2个，生姜5片，陈皮1瓣，花生油、食盐、葱适量。

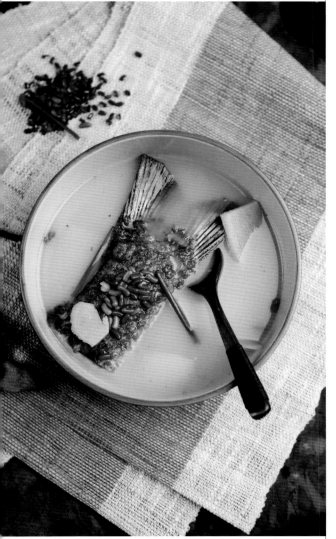

做法

◈ 大鱼尾去鳞，洗净沥干。

◈ 热油起锅，放入生姜、大鱼尾，煎香备用。

◈ 汤锅加水煮沸，放入所有食材，大火烧开转小火煲1小时，调味即可。

专家点评

　　冬季亦有湿，除开大自然的湿气外，人体脾胃运化失常，亦可生湿，故冬季适当进食祛湿之品，可以养生保健。冬季阳气本弱，人体的湿气，多是脾胃运化不畅所致，应食用平和兼有健脾功效之品，粉葛、赤小豆就是不错的选择。

小贴士

　　大鱼尾也可用鲮鱼替代，煮汤时可把鲮鱼用纱袋装起，以防骨刺。

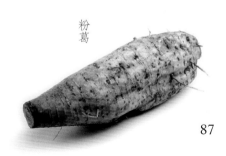

粉葛

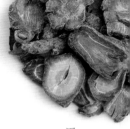

田七

跌打损伤关节痛，
冠心病中心绞痛，
气血不足头颅痛，
益气活血有奇功。

口味　清甜

分量　3人量

厨艺　炖

厨具　炖盅

党参

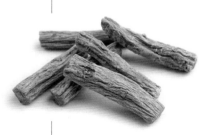

益气活血养心汤

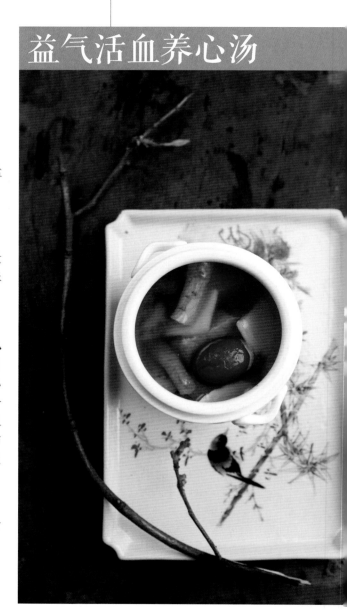

食材

猪腒350克，北芪30克，田七10克，党参30克，红枣5个，生姜5片，食盐适量。

做法

◈ 猪腒切块洗净，焯水备用。

◈ 把所有食材放入炖盅内，加适量温开水，隔水清炖1.5小时，调味即可。

专家点评

　　治疗瘀血，除活血外，也需要补气，气行则血行，血行则瘀血自去。此汤以田七活血，北芪、党参补气，三者合用，适合于气虚血瘀而见关节疼痛、舒展不利及冠心病心绞痛、缺血性脑血管病、脑出血后遗症和跌打损伤的人群食用。

小贴士

　　血热出血、血小板低下而有出血倾向者不作推荐。

腊八粥

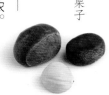

栗子

应节来碗腊八粥，滋养补益味香浓。

厨具	厨艺	分量	口味
砂锅	煮	3人量	香甜

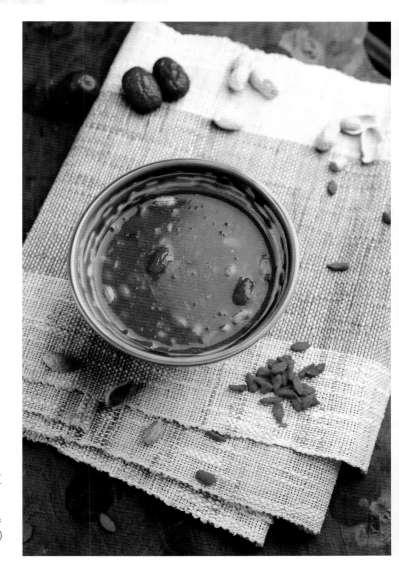

食材

黑糯米100克，百合50克，红豆、黄豆、绿豆、眉豆、黑豆、白扁豆、薏米、花生、莲子、黑芝麻、红枸杞子、黑枸杞子各30克，红枣、栗子各8个，陈皮1瓣，红糖适量。

做法

◈ 将所有食材洗净，温水泡软。

◈ 锅内加水煮沸，除红、黑枸杞子外，放入其他食材，大火烧开转中火煮1小时。

◈ 再加入红、黑枸杞子，煮5分钟，红糖调味即可食用。

专家点评

　　腊八粥共有5种颜色的食材，中医认为，五色入五脏，养五脏。眉豆、白扁豆、薏米祛湿。黄豆、莲子、栗子健脾，补土生金以养肺。红豆、红枣、花生补血养心。黑豆、黑芝麻补肾。百合色白，清心润肺、除烦安神。红枸杞子和黑枸杞子养肝明目。绿豆清热解毒。陈皮健脾和胃。五色食材让五脏相和，此粥品味道香浓，滋养补益，补中有消，适合大众保健食用。

小贴士

　　胃动力偏弱的人士少食。

红豆

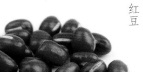

89

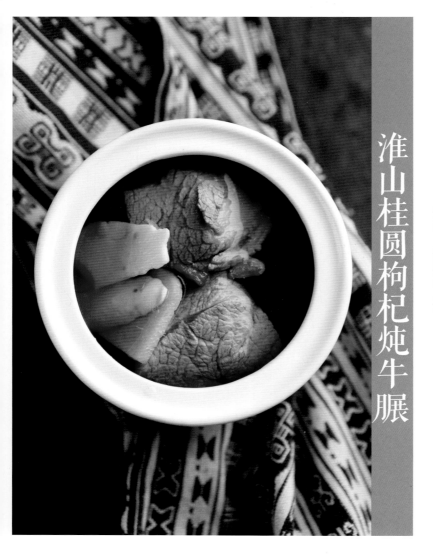

淮山桂圆枸杞炖牛脹

补虚安神，尤其适合月经量少、失眠、头晕的人士。

口味　清甜
分量　3人量
厨艺　炖
厨具　炖盅

食材

牛脹250克，鲜淮山150克，桂圆肉30克，枸杞子15克，陈皮1瓣，生姜5片，食盐适量。

鲜淮山

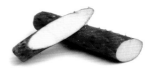

桂圆肉

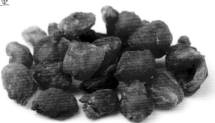

做法

❀ 鲜淮山去皮切块；牛脹切块洗净，焯水备用。
❀ 把所有食材放入炖盅内，加入适量温开水，炖1.5小时，调味即可。

专家点评

　　淮山、桂圆肉、枸杞子、牛肉，均是补虚上品。淮山，可补肺、脾、肾三脏；桂圆肉安心神，补阴血。枸杞子养肝。牛脹补脾胃、强气力，含有丰富的铁元素，补血最适宜。以陈皮运脾胃、化湿浊，生姜和味，该汤品特别适合血虚而致的失眠、头晕、脸色苍白、月经量少等症状的人士食用。

小贴士

　　发热感冒、皮肤湿疹、湿热便溏者不宜。

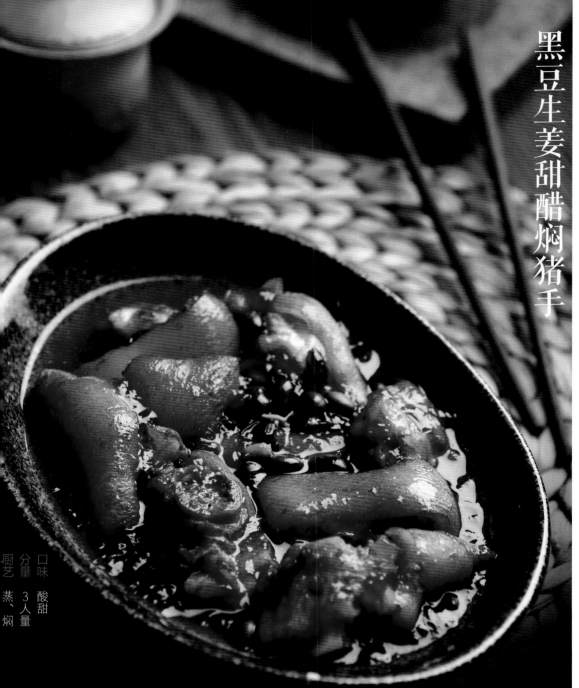

黑豆生姜甜醋焖猪手

美容护肤抗衰老，爱美女士要知道。

厨艺	分量	口味
蒸、焖	3人量	酸甜

才

手1只，黑豆400克，生姜50克，甜
[醋]50毫升（1碗），红糖适量。

去

猪手斩件洗净，焯水；黑豆隔水蒸
15分钟备用。

锅内放入所有食材和调味料，加
适量清水，大火烧开转中火焖1小
时，待猪手熟透变软，即可食用。

专家点评

　　猪手含有大量的胶原蛋白，能够润肤抗皱、
延缓衰老。黑豆性平味甘，具有滋阴补肾、黑发
的功效。搭配生姜温胃和中，甜醋消食开胃，使
本菜品滋补养颜的同时，又不会过于滋腻，特别
适合爱美女士和年老体虚的人群食用。

小贴士

　　脾胃消化功能低下者不宜多食。

風鳴北戶霜威重
云壓南山雪意高

大寒

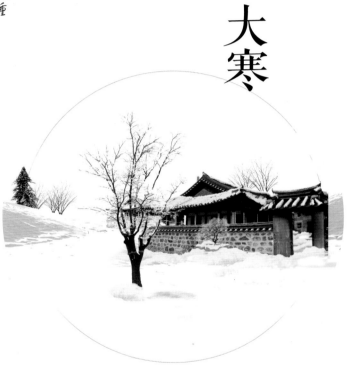

大寒为冬季的第六个节气。古人认为，时大粟烈已极，故名大寒也。大寒虽云为一年中之极寒，但历年气象表明，大寒并无小寒之寒甚。大寒过后便是立春，故大寒的到来意味着冬天即将结束。

代表寓意： 冬季即将结束。

节气开端： 每年的1月20日或21日。

气候特点： 白天晴冷、夜间阴冷。

节气养生： 大寒之后，宜顺阳气逐渐升发之道，调节起居。此时日光渐多，护暖之余，应适当户外活动，多晒太阳，利于阳气升发。作息应与日出同步，晚起过渡至早起为宜。情志上宜恬淡虚无，避免大喜大怒而扰动阳气。饮食上应顺自然之道，减少进补，适配轻散之品，为春天之升发做好准备，以求安度寒冬。

推荐食材： 羊肉、番茄、洋葱、虫草花、香芹等。

推荐药膳： 番茄洋葱羊骨汤、暖心鸡蛋茶、堆金积玉等。

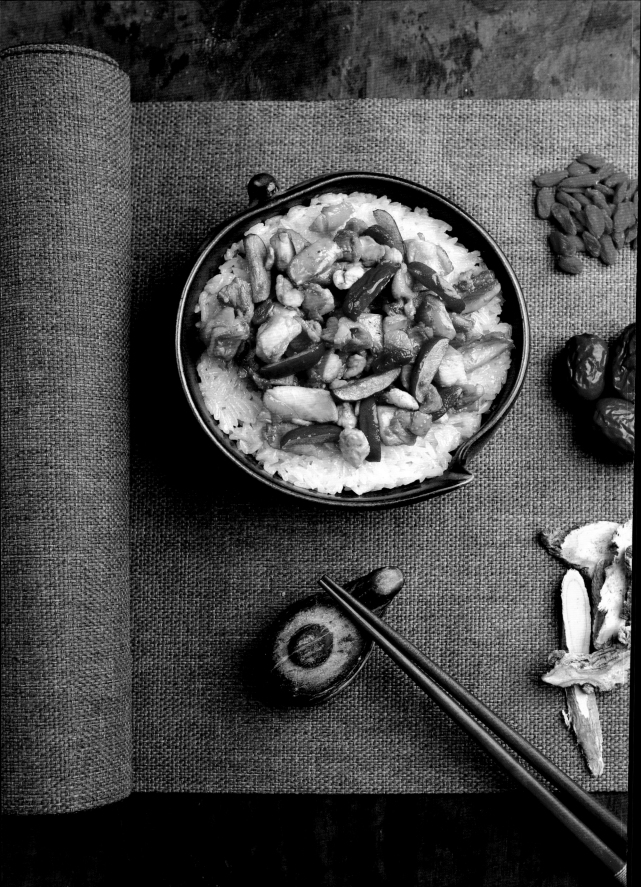

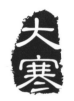

药膳糯米饭

药膳进补，味美身体好。

口味	浓郁
分量	3人量
厨艺	煮、焗
厨具	汤锅、电饭锅

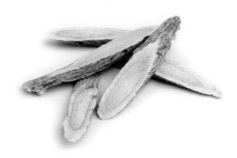

北芪

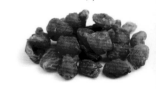

桂圆肉

食材

乳鸽半只，白糯米150克，当归、北芪、桂圆肉各15克，枸杞子20克，红枣6个（去核），黄酒、生抽、食盐、胡椒粉适量。

做法

◈ 红枣取3个切丝；乳鸽斩件洗净，加入红枣丝，少量枸杞子和适量黄酒、生抽、食盐、胡椒粉腌制备用。

◈ 汤锅内加水煮沸，放入剩余药材，大火烧开转小火煮20分钟，熬成汤液。

◈ 电饭锅内放入白糯米和汤液，烹制米饭，待米饭熟前10分钟，放入腌制好的乳鸽，焗熟即可。

专家点评

大寒节气，民间素有吃糯米饭的习俗。糯米性温味甘，补益暖身的效果比大米要好，更适合在寒冷天气时食用。天冷之时，乃补益最佳的时候，搭配各种补益的药材，烹制糯米饭，能增强药膳补益的功效，适合大众人群食用。

小贴士

糖尿病者不宜多食。

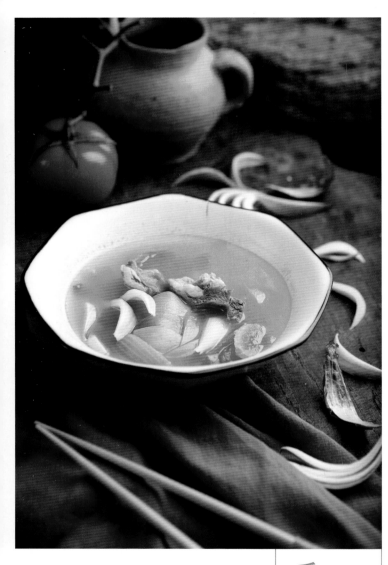

洋葱

番茄洋葱羊骨汤

推荐

番茄洋葱巧妙用，羊汤清补不带膻。

口味　香浓
分量　3人量
厨艺　炖
厨具　炖盅

食材

羊胫骨350克，番茄1个，洋葱半个，食盐适量。

做法

- 羊胫骨斩段，洗净焯水；番茄切块；洋葱切丝备用。
- 炖盅内放入所有食材，加适量温开水，隔水清炖1.5小时，调味即可。

专家点评

羊骨性温、味甘，具有补肾壮骨、滋养肾精的功效，最宜冬季进补食用。搭配番茄、洋葱，酸甜开胃，使羊骨汤补而不腻，清香可口，不带膻味，适合大众保健食用。

小贴士

本品重在温补，口干口苦、大便干结、舌苔黄厚腻者不宜食用。

番茄

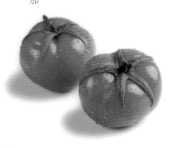

陈皮普洱姜母茶

常喝特色姜母茶，
女性虚寒不用怕。

口味　清香
分量　1人量
厨艺　浸泡
厨具　茶壶

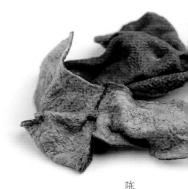

陈皮

食材

普洱茶3克，陈皮1瓣，姜母1块。

做法

◆ 把所有食材放到茶壶内，加温开水浸泡10~15分钟，即可饮用。

专家点评

姜母中的姜是老生姜。俗语说姜越老越辣，老生姜温经驱寒之性比嫩生姜更好。姜母茶不仅能预防感冒、温经养血，还有美肤的作用。搭配陈皮，又助于理气调中、燥湿化痰，非常适合口淡、流清涎、胃寒、手足不温、怕冷、易感冒的人士饮用。

小贴士

陈皮以产自新会为佳，陈久者良。没有姜母茶成品的，可用老生姜3~5片加适量红糖替代。此茶性偏温热，上火者不宜过量饮用。

普洱茶

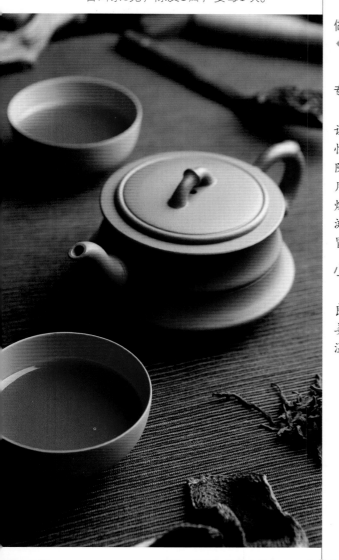

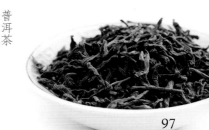

暖心鸡蛋茶

失眠头晕气血虚，来杯暖心鸡蛋茶。

口味	分量	厨艺	厨具
清甜	3人量	煮	砂锅

红参

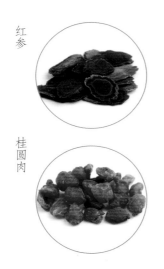

桂圆肉

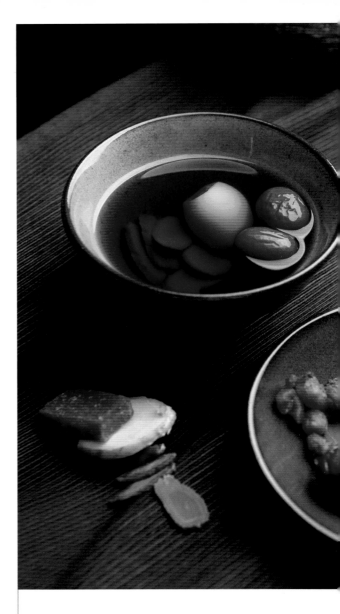

食材

鸡蛋3个，红参10克，桂圆肉30克，红枣9个，生姜5片，红糖适量。

做法

- 鸡蛋放到开水中煮熟，剥壳备用。
- 锅内加水煮沸，放入红参小火煮20分钟，再入鸡蛋、桂圆肉、红枣、生姜，小火煮20分钟，调味即可。

专家点评

鸡蛋性平、味甘，能滋阴润燥、养血。桂圆肉性温平、味甘，具有补心脾、益气血、健脾胃、养肌肉的功效。红枣益气养血。红参大补元气。生姜温中和胃。各物合用煮成茶饮，能补五脏之虚损，特别适合气血不足、心脾血虚所致的失眠、头晕、眼干、易倦等人群食用。

小贴士

实热者不宜。

清润火锅汤

一款清润不燥的火锅汤底。

厨具	时间	厨艺	分量	口味
汤锅	45分钟	煲	3人量	清甜

食材

排骨350克，椰子肉150克，五指毛桃60克，玉竹30克，枸杞子15克，红枣5个，食盐适量。

做法

◈ 排骨砍段洗净，焯水备用。

◈ 锅内加水煮沸，放入所有食材，大火烧开转小火煲45分钟，熬成汤底，加食盐调味，即可饮汤、打火锅。

专家点评

五指毛桃具有益气补肺、行气健脾的功效，补而不燥。椰子肉补虚生津。玉竹滋阴润燥。枸杞子滋肝明目。红枣益气养血。该汤品特别适合冬季因过度使用暖气而见咽干、皮肤干燥，或长期在电脑前工作、熬夜而见眼睛干涩等症状的人群食用。

小贴士

制作汤底，烹调时需加入足够的清水。急性肠胃炎、感染性疾病患者慎食。

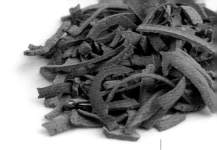

肉桂

药膳凤爪

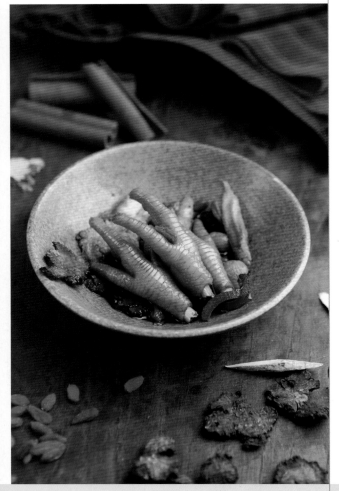

荐 女为悦己者容，从内而外气色好。

口味　浓郁
分量　3人量
厨艺　煮、焖
厨具　砂锅、纱袋

北芪

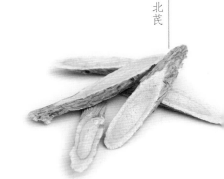

食材
鸡脚15只，川芎、当归、桂圆肉、北芪、枸杞子各15克，肉桂皮3克，生姜5片，食盐、生抽、冰糖适量。

做法
◈ 所有药材洗净，装纱袋封好；鸡脚洗净，放开水中煮2~3分钟，捞起过冷备用。
◈ 锅内加水煮沸，放入纱袋，大火烧开转中火煮30分钟，去纱袋。
◈ 把鸡脚放入锅中，小火焖煮，待鸡脚熟软后，加入食盐、生抽和冰糖，大火收汁即可。

专家点评
　　女子以血为本，血虚濡养之力不足，则皮肤干燥无光，此时适宜烹制药膳凤爪来进补。该菜品中，肉桂皮暖脾胃、除积寒，并能祛腥解腻；当归养阴血、润肌肤；川芎行气开郁、活血；桂圆肉养血安神；北芪补益中气；枸杞子滋阴养肝。诸药合用，气血双补。此膳虽药材众多，但诸药互相调和，味道可口。

小贴士
　　实热者不宜食用。

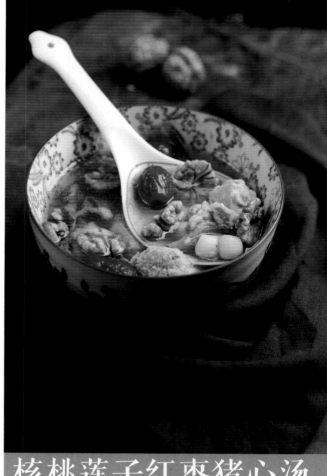

核桃

红枣

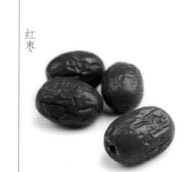

补益气血、养心安神，尤其适合心悸失眠、久病或产后的人士。

口味　清甜
分量　3人量
厨艺　煲
厨具　汤锅

核桃莲子红枣猪心汤

食材

猪心1个，猪瘦肉50克，核桃肉、莲子各50克，红枣4个，生姜5片，食盐适量。

做法

◈ 莲子去心，红枣去核；猪心、猪瘦肉洗净切块，焯水备用。

◈ 锅内加水煮沸，放入所有食材，大火烧开转小火煲1小时，调味即可。

专家点评

猪心取"以形补形"之意，能补心。莲子益肾固精、养心安神，善补五脏不足，通利十二经脉。配以核桃补肾、益精、健脑，红枣健脾、补血、安神。本汤特别适合久病、产后，或虚汗、心悸失眠及年老体虚的人士食用。

小贴士

高脂血症者少食。

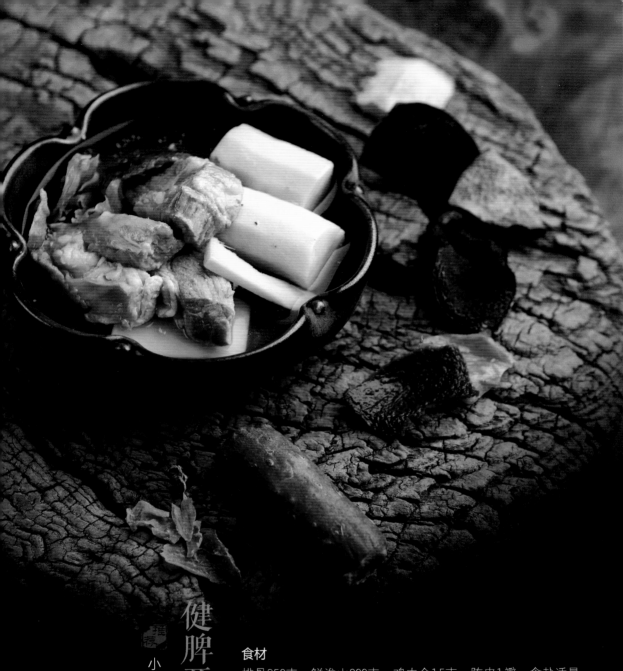

健脾开胃汤

小孩吃饭吃不香，妈妈常备这款

口味　清甜

分量　3人量

厨艺　煲

厨具　汤锅

食材

排骨350克，鲜淮山200克，鸡内金15克，陈皮1瓣，食盐适量。

做法

◈ 鲜淮山去皮切块；排骨斩件洗净，焯水备用。

◈ 锅内加水煮沸，放入所有食材，大火烧开转小火煲1小时，调味即可。

专家点评

　　淮山性味甘平，能健脾补肺、固肾益精。鸡内金消食化积、陈皮理气化痰，均为健运脾胃之品。三者相搭，相得益彰，本菜品性味平和，能够健脾开胃、增进食欲。　话

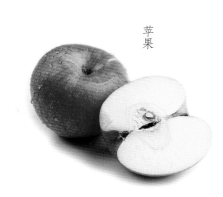

苹果

 一款冬季的清润汤水。

苹果蜜枣煲猪腰

蜜枣

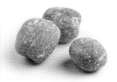

食材

猪腰250克,苹果3个,蜜枣2个,生姜3片,食盐适量。

做法

◈ 苹果洗净切块;猪腰洗净切块,焯水备用。

◈ 锅内加水煮沸,放入所有食材,大火烧开转小火煲50分钟,调味即可。

专家点评

　　水果能生津止渴,滋阴润燥,并且富含维生素。但冬季寒冷,生吃水果易发不适。此汤品,熟制水果,以减少水果的寒凉。搭配猪腰、蜜枣,清甜甘润,去除汤中水果的涩味。本汤酸甜可口,适合一家老小冬日保健食用。

小贴士

　　水果中糖分较高,血糖升高者少食。

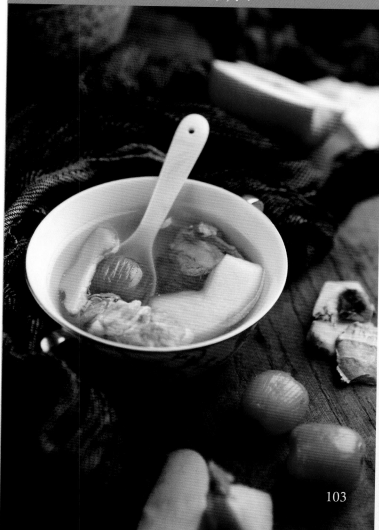

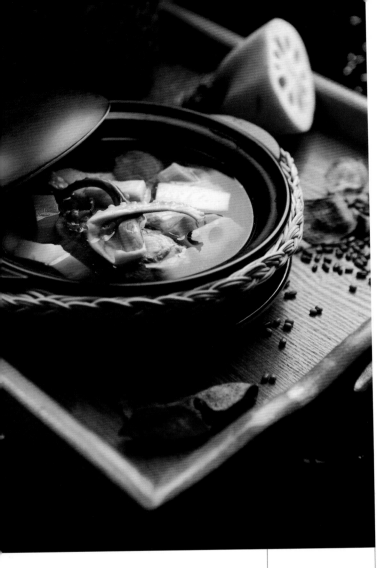

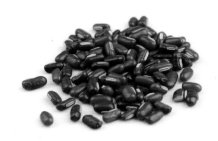

赤小豆

食材

排骨350克，干章鱼1只，莲藕250克，赤小豆60克，陈皮1瓣，生姜5片，食盐适量。

做法

 排骨斩段，洗净焯水；莲藕去皮切块；干章鱼泡发切小块。

 锅内加水煮沸，放入所有食材，大火烧开转小火煲1小时，调味即可。

专家点评

　　章鱼性平、味甘咸，具有益气养血、收敛生肌的功效。熟莲藕性温，补益脾胃、益血。赤小豆性平、味甘，健脾利湿。陈皮行气化湿。生姜温中和胃。整个汤品有温中健脾利湿的功效，对于虚寒湿重的人士尤其适合，也适用于雨天等潮湿天气的保健调理。

小贴士

　　章鱼嘌呤较高，尿酸高的人士少食。

莲藕章鱼煲排骨

温中健脾利湿，尤其适合寒湿天气保健食用。

口味　香浓

分量　3人量

厨艺　煲

厨具　汤锅

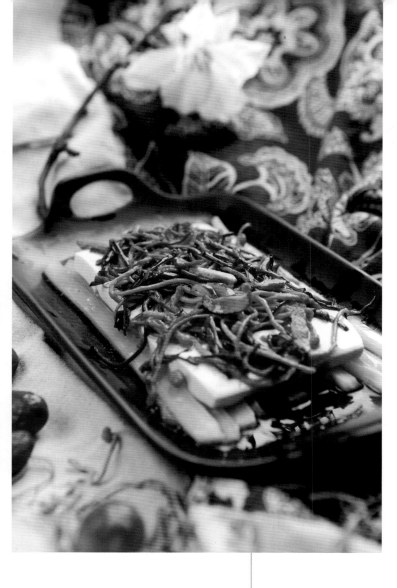

堆金积玉

有金有玉好兆头，
调脂降压不用愁。

口味　清甜
分量　3人量
厨艺　蒸
厨具　蒸锅

虫草花

食材

豆腐2块，香芹150克，干黑木耳20克，虫草花10克，红枣3个，花生油、生抽、麻油适量。

做法

◈ 虫草花温水泡发；干黑木耳泡发焯水，切丝；红枣去核切丝；香芹切段；豆腐切小块。

◈ 把香芹置于碟上，铺上豆腐，再放上虫草花、黑木耳及红枣丝，隔水清蒸10分钟，熄火，倒掉碟里多余的水分。

◈ 淋上热油、生抽、麻油，即可食用。

专家点评

香芹性凉、味甘苦，具有平肝降压、祛风利湿的功效。豆腐能补钙，强健骨骼；黑木耳能软化血管，清除肠道淤积；虫草花性平、味甘，补肾壮阳；红枣益气养血。五物相配，尽显补益气血之功效，又能调节肠胃、降脂降压，特别适合体虚但血压、血脂偏高和便秘的人群食用。

小贴士

胃寒的人士可加生姜一同烹饪。

蚝豉青榄煲瘦肉

清肺利咽、养阴降火，长期抽烟、熬夜人士的选择。

口味　甘甜

分量　3人量

厨艺　煲

厨具　汤锅

青榄

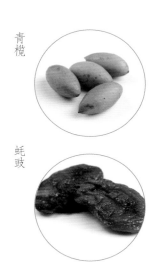

蚝豉

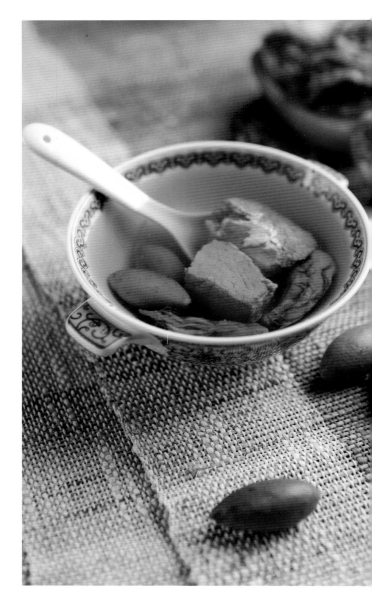

食材

猪瘦肉350克，青榄5个，蚝豉6个，生姜3片，食盐适量。

做法

◈ 青榄拍烂；猪瘦肉洗净切块；蚝豉温水泡发，洗净同猪瘦肉焯水备用。

◈ 锅内加水煮沸，放入所有食材，大火烧开转小火煲1小时，调味即可。

专家点评

　　青榄性凉、味甘酸涩，有清肺利咽、生津止渴、解毒的功效。蚝豉性微寒，味咸，能滋阴降火。配以猪瘦肉增鲜，生姜去腥，此汤甘甜鲜美，非常适合长期抽烟、熬夜而见咽干舌燥的人士食用。

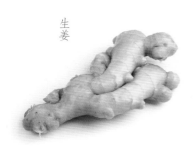

生姜

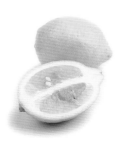

柠檬

咸柠檬蒸鱼腩

【推荐】

蒸鱼新方式，开胃促消化。

口味　酸香
分量　3人量
厨艺　蒸
厨具　蒸锅

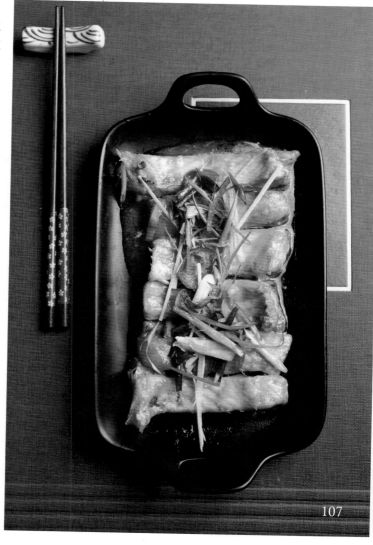

食材

鱼腩500克，咸柠檬半个，红辣椒、生姜、葱、食盐、料酒、生抽、花生油适量。

做法

◈ 生姜、葱、红辣椒切丝；咸柠檬切片；鱼腩切块洗净，用适量食盐、料酒腌制。

◈ 生姜丝铺碟，放上鱼腩，再铺上咸柠檬片，隔水清蒸10分钟。熄火，倒掉碟里多余的水分，放上葱丝、红辣椒丝，淋上热油、生抽，即可食用。

专家点评

鱼腩是温中补气的佳品。柠檬有生津、化痰止咳的功效，用盐腌制后，更能化气消痰，对食积不化、痰多有很好的疗效。这道食膳，鲜美之余，略带甘酸，能促进食欲，尤其适合脾胃虚弱、食欲不佳、食积的老人及儿童食用。

小贴士

咸柠檬的腌制方法：将柠檬洗净，擦干水，切片，放入干燥的玻璃罐中，加入适量食盐、白砂糖，腌制3天即可。

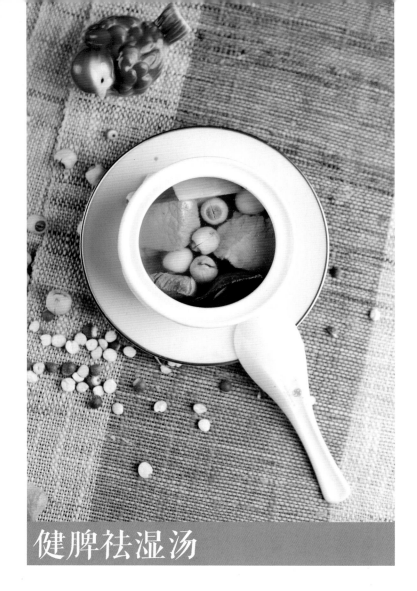

莲子

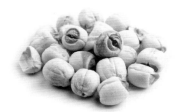

健脾祛湿汤

食材

猪腰300克，莲子、芡实各50克，陈皮1瓣，生姜5片，食盐适量。

做法

◈ 猪腰切块洗净，焯水备用。

◈ 锅内加水煮沸，放入所有食材，大火烧开后转小火煲1.5小时，调味即可。

芡实

专家点评

　　莲子性平、味甘涩，善于补五脏不足，有补脾止泻、益肾涩精、养心安神的功效。芡实能益精气，令人耳目聪明，并能补脾止泻、祛湿止带，具有"补而不峻""防燥不腻"的特点。搭配陈皮行气化湿，生姜温中和胃，此汤品能健脾祛湿，尤其适合痰湿体质的人群食用。

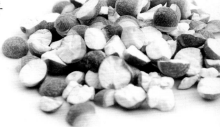

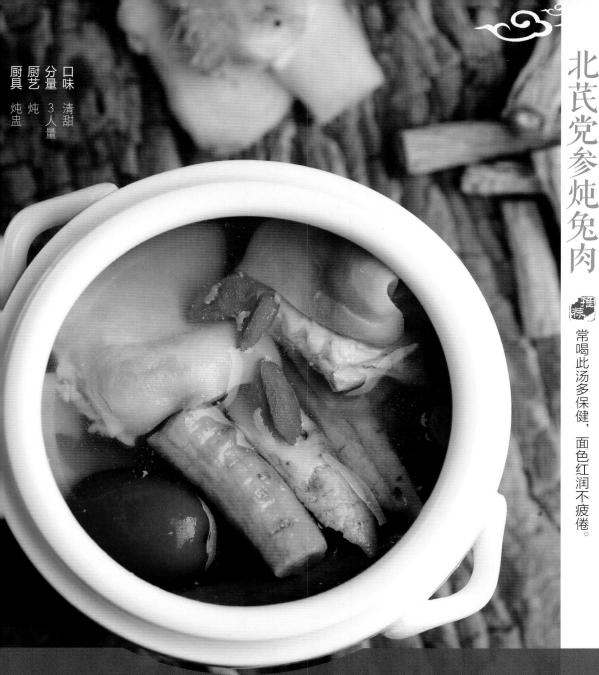

厨具 厨艺 分量 口味

炖盅 炖 3人量 清甜

350克，猪瘦肉100克，北芪、党参各15
红枣3个（去核），枸杞子、食盐适量。

兔肉、猪瘦肉切块洗净，焯水备用。
把所有食材放入炖盅内，加适量温开水，
隔水清炖1.5小时，调味即可。

专家点评

兔肉具有补中益气的功效，可用于调理脾胃
气虚的状态。北芪、党参、红枣合用，能补中益
气、养血。本汤品尤其适合气血亏虚而致面色萎
黄、疲倦易困的人士食用。

小贴士

兔肉不宜与生姜、橘子同食；孕妇忌食。

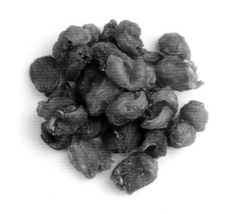

桂圆肉

温阳养血，尤其适合痛经和手足不温的女士。

口味　香甜
分量　1人量
厨艺　煮
厨具　砂锅

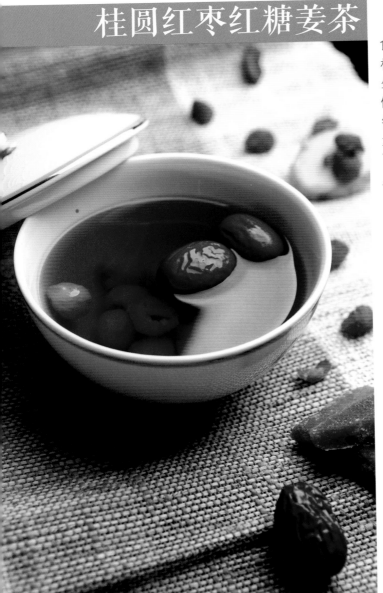

桂圆红枣红糖姜茶

食材
桂圆肉20克，红枣6个（去核），生姜3片，红糖适量。

做法
锅内加水煮沸，放入所有食材，大火烧开转小火煮20分钟，调味即可。

专家点评
桂圆肉、红枣和红糖都能益气养血，搭配温中和胃的生姜，该茶饮特别适合冬季手足不温的人群及痛经的女士饮用。

小贴士
也可在茶壶中用开水浸泡饮用。

红糖

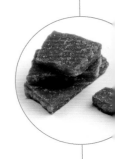

跋

药食同源

药食同源，是一句古老相传的格言。中药与食物材料都取自天然，很多都相同或相近；而且中药与食物搭配，都离不开中医的四气（寒热温凉）五味（辛甘酸苦咸）理论。唐代药王孙思邈说，凡养生防病先用食疗，"食疗不愈，然后命（意为使用）药"。由此可见，食物用得好，一样可以抵御疾病。中华饮食文化博大精深，好的食疗方子同时又能做成美食，这岂不是最好最方便的养生方法？

杨志敏教授是著名中医师，2003年受邀到香港西医院用中药救治SARS病人，名闻全国。她救治的危重病人无数，然而越因如此，就越重视养生防病。因为无论医术多高明，救回的已病之身都难与原来一样。所以资深的中医无不崇奉经典《黄帝内经》的名言"上工治未病"，乐意积极向人们推介和传播养生知识。

人们也许不知道，在古代，只有帝王身边才有御医级别的营养师，例如元朝的掌膳太医忽思慧；只有宫廷才能见到如此高度艺术化的食疗书刊，如流传至今的明代宫廷画师彩绘的《食物本草》。而在知识普及化、养生大众化的今天，杨志敏教授亲自执笔，为大家奉献的这一套"中医食养智慧系列"丛书，既有传统医药养生理论，又结合了现代营养学知识。书中的药膳方，多数来自实践，不少源于岭南民俗，有浓厚的生活气息。食材食料有不同档次，烹饪方式简明易行。它们都是杨志敏教授日常指导病人养生防病的经验心得，利于防病，有益养身。

古今药膳方无数，此书何以只选365首？我想，可能就像中医最早的中药经典《神农本草经》只收录365味中药一样，主要是告诉人们：一年365天，天天可以养生，天天需要养生。当然，读者请不要把这本书当成专家的"每日医嘱"，不必要按日子、按顺序一天天地吃下来。大体上参考季节气候选择即可。应留意的是书中每个药膳后面的"专家点评"和"小贴士"，看看有没有不适合自己体质的情况，然后选择喜欢的菜式或汤式就可以了。

"上工治未病"，这里所说的"治"实际不是只靠医生的，更重要的是人们亲身去实行。现在有了这套"中医食养智慧系列"丛书，大家一起来按图索膳，当好自己的"上工"吧！

岭南医学委员会主任委员

郑洁

2017年5月4日

112

冬季
食养